汉竹编著·亲亲乐读系列

怀孕坐月子
每周一读

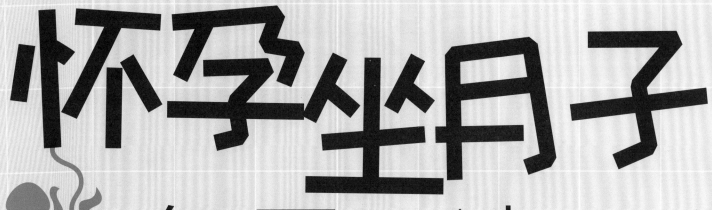

U0341635

杨虹 主编

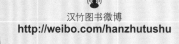

汉竹图书微博
http://weibo.com/hanzhutushu

江苏凤凰科学技术出版社
全国百佳图书出版单位

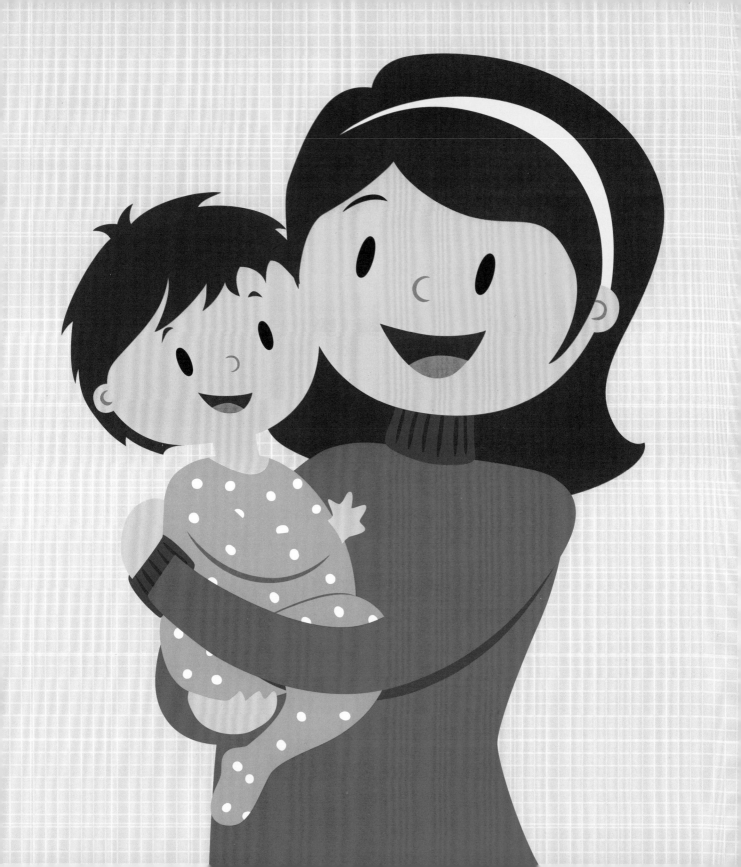

编辑导读

怀孕了吃什么好?

有强烈的早孕反应怎么办?

孕期每周应当注意补充什么?

坐月子怎么养更好?

月子病有办法预防吗?

……

怀孕、坐月子是女人一生中特殊而关键的时期,需要特别的照顾。相信每一位女性在得知一个生命的小种子在自己腹中慢慢生根发芽时,都充满了欣喜。但这一孕育过程又交织着种种担心和困惑,或害怕胎宝宝发育不好,或不知什么原因心情就糟糕透顶,对家人大发脾气,怀孕带来的腰酸背痛也只能一忍再忍,不知该如何应对……

经过了漫长的十个月与难忘的分娩之后,就是对女人非常重要的月子时期,坐好月子,把身体调养好是每一个新妈妈所追求的,但是在实际的生活中,老一辈的理念跟现在的坐月子理念有太多不相符的地方,到底该听谁的,是相信祖祖辈辈的经验,还是追寻新潮的理念……

不用担心,本书就是要告诉你如何怀孕、坐月子,让你的孕期和月子减少痛苦和疲惫。本书以周为纵线,从营养摄取、生活方式、专家建议三个方面为妈妈传授科学、健康的孕期和产后护理理念。

每一周的建议都根据当时母子的状态给出建议,方便妈妈一步步跟进,实施起来简单方便,让正在怀孕、坐月子的妈妈们轻松过好每一天。

满分准爸爸应做的 20 件事

每做一件打个 "√"

☐ 1. 陪孕妈妈做孕期检查，了解孕期保健信息。

☐ 2. 戒烟、戒酒，减少应酬。

☐ 3. 和孕妈妈一起阅读孕产保健方面的书籍。

☐ 4. 和孕妈妈一起制定孕期每日事项。

☐ 5. 找些轻松的节目共同参与，丰富孕妈妈的生活情趣。

☐ 6. 主动下厨房，做孕妈妈爱吃的饭菜。

☐ 7. 对孕妈妈要温柔体贴，安抚她的不安情绪。

☐ 8. 节制性欲，以免引起流产、早产。

☐ 9. 带孕妈妈买双舒适好穿又防滑的平底鞋。

☐ 10. 提醒孕妈妈出入、搭车要留意安全。

☐ 11. 多给孕妈妈鼓励和赞扬，帮助她建立信心。

☐ 12. 与孕妈妈一起学习有关分娩的知识。

☐ 13. 叮嘱孕妈妈远离家中的辐射源。

☐ 14. 提前为孕妈妈准备好分娩的必需用品。

☐ 15. 要多为有早孕反应的孕妈妈准备些小零食。

☐ 16. 承担清洗工作，不让孕妈妈碰洗涤剂。

☐ 17. 每天陪孕妈妈到附近的公园或者绿地广场散步。

☐ 18. 协助孕妈妈做好孕期的体重管理。

☐ 19. 每天跟胎宝宝说说话，"抚摸"胎宝宝。

☐ 20. 陪孕妈妈一起挑选婴儿用品。

满分新爸爸应做的 **20** 件事

每做一件打个"√"

☐ 1.用语言夸奖、感谢经历了分娩的新妈妈。

☐ 2.产后监督新妈妈好好休息。

☐ 3.多与新妈妈谈心，交流彼此的感觉。

☐ 4.鼓励新妈妈进行适当的活动。

☐ 5.新妈妈下床活动、去卫生间时，一定要在旁陪护。

☐ 6.向月嫂学习如何照顾宝宝。

☐ 7.协助新妈妈给宝宝喂奶。

☐ 8.为新妈妈做乳房按摩。

☐ 9.给新妈妈做一做营养丰富的月子餐。

☐ 10.主动承担家务工作。

☐ 11. 别怕脏，主动承担给宝宝洗澡、换尿布的工作。

☐ 12. 备足宝宝和新妈妈的生活用品。

☐ 13. 体贴新妈妈，避免与新妈妈发生冲突。

☐ 14. 做好新妈妈和老人之间的润滑剂。

☐ 15. 新妈妈还没有完全恢复前，要克制性欲。

☐ 16. 帮新妈妈按摩，揉揉后背，按摩腿和脚。

☐ 17. 让新妈妈远离寒凉食物，以免落下月子病。

☐ 18. 陪新妈妈一起做做产后运动。

☐ 19. 尽量减少在外应酬，尽早回家。

☐ 20. 月子期间也要戒烟戒酒。

目录

Part1
幸福孕程

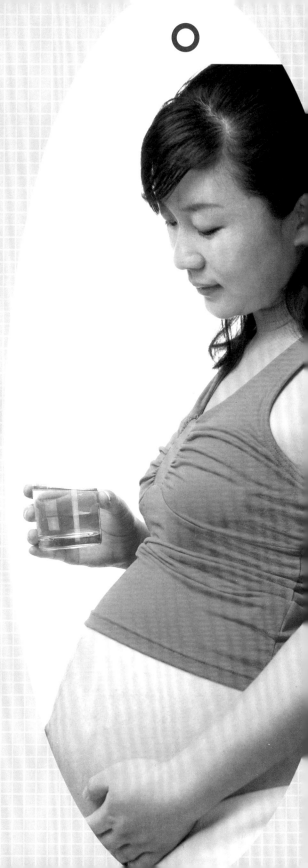

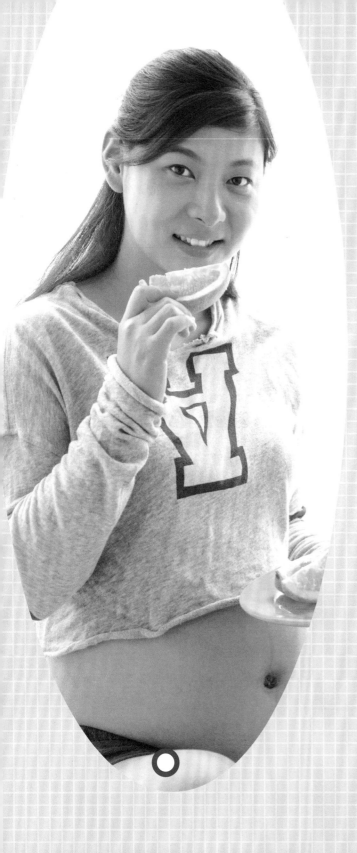

Part2
分娩和坐月子

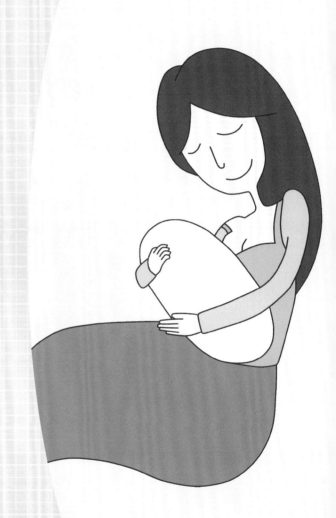

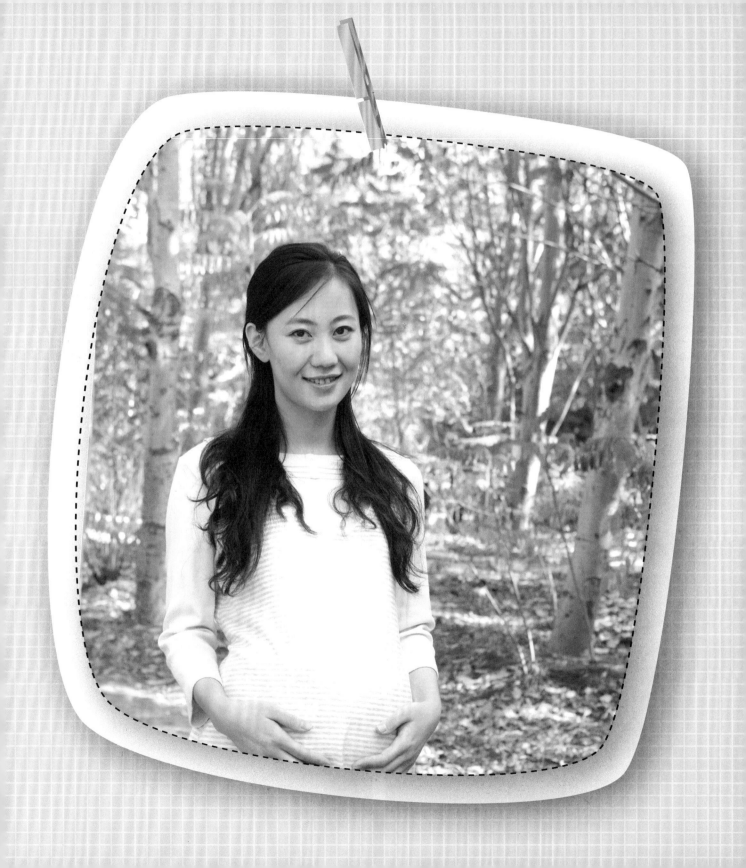

Part1 幸福孕程

从卵子与精子相遇的那一刻起，孕妈妈就要开始一段幸福的孕育之旅了。在孕期40周中，孕妈妈的身体也会随着胎宝宝的发育而出现一些变化，孕妈妈很可能会疑惑、紧张，别担心，让我们一起了解孕期的那些事。孕妈妈多了解一些，消除不必要的焦虑，这样才能更好地度过孕期，享受幸福孕程，顺利迎接宝宝的到来。

孕1月

孕1月是卵子与精子结合成为受精卵，并且在孕妈妈肚子里安营扎寨的时期。因为还不到下一次的月经，胎宝宝也还只是一个小小的"胚芽"，孕妈妈很难感觉到自身有多么明显的变化，但没有变化并不等于没有怀孕哦。

亲爱的爸爸妈妈：妈妈，如果一切正常，这个月我就会在你身体里扎根了，你可能一点儿感觉都没有，但随着我的成长，你的身体会发生一系列变化。在这个月，如果妈妈出现疲乏、无力、嗜睡的症状，千万不要乱吃药，那是我给你的小小暗示。

　　　　　　——你们的宝贝

▶ **第1~2天**（第1周第1~2天）

胎宝宝还没影呢

怀孕是从最后一次月经的第1天算起。这是个重要的日子，妈妈一定要记录下来。此时，胎宝宝仍分别以卵子和精子的形式寄存在妈妈和爸爸的身体内。

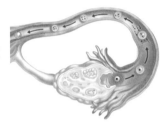

◀ **第17~18天**（第3周第3~4天）

受精卵不断分裂

在卵子受精后12~20小时，受精卵以一分为二的方式进行细胞分裂，并进行DNA复制，同时在输卵管纤毛的帮助下沿输卵管向子宫移动。

◀ **第15~16天**（第3周第1~2天）

胎宝宝终于来了

精子与卵子结合后的数小时，这个细胞复制了DNA等物质，并一分为二。从这一刻起，你已经是个真正的孕妈妈了。

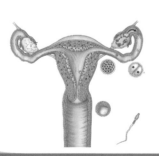

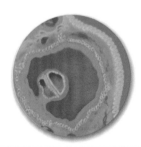

▶ **第19~21天**（第3周第5~7天）

受精卵着床

就在这几天，胎宝宝将会爬上自己的"小床"美美地睡一觉。孕妈妈可能会有类似经血的污物排出，这是着床导致的轻微出血，也有的孕妈妈没有此情况，这都是正常现象。

▶ **第22~23天**（第4周第1~2天）

子宫内膜中的小囊泡

胎宝宝此时还没有有人的模样，仅仅是孕妈妈子宫内膜中埋着的一粒绿豆大小的囊泡，囊泡分化成两部分，一部分附着在子宫壁上成了原始的胎盘，另一部分发育成胎儿。

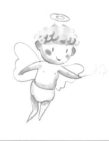 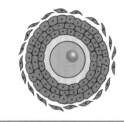 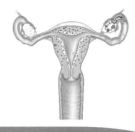

▶ **第 3~4 天**（第 1 周第 3~4 天）

妈妈还处于经期

这几天仍处于最后一次月经时期，妈妈的身体还没有开始排卵，这周仍旧属于备孕阶段，胎宝宝还没有真正到来。

第 5~7 天（第 1 周第 5~7 天）

准备排卵

到这周的第 7 天，妈妈的月经基本已经结束，身体开始为下周末的排卵工作做准备。这个时期饮食上要科学安排，另外不要忘了吃叶酸。

第 8~9 天（第 2 周第 1~2 天）

迎接胎宝宝的到来

月经结束后，卵子正在发育，在这几天内，妈妈要继续保持健康的生活状态，为即将到来的胎宝宝创造良好的"居住"环境。

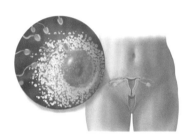 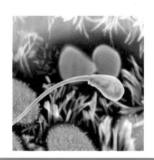

◀ **第 12~14 天**（第 2 周第 5~7 天）

卵子正与精子结合

孕妈妈体内的卵子正在完成自己的使命，与精子结合发育成受精卵，生命的序幕即将拉开。孕妈妈不要着急，胎宝宝就要来了。

◀ **第 10~11 天**（第 2 周第 3~4 天）

胎宝宝即将到来

妈妈的排卵期很快就会到来，这正是要宝宝的好时机。在这几天，妈妈要休息好，保持充沛的精力，还要放松心情，不要过度紧张，把受孕当成一件自然而然的事。

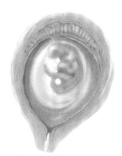 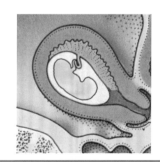

▶ **第 24~25 天**（第 4 周第 3~4 天）

胎盘开始慢慢形成

为胎宝宝提供营养的胎盘开始慢慢形成，血液也已经开始在胎盘内循环。胚胎现在的长度为 0.1~0.2 毫米，而孕妈妈可能对这一切还一无所知。

▶ **第 26~28 天**（第 4 周第 5~7 天）

羊膜绒毛形成

胚胎继续生长，羊膜绒毛（位于子宫的组织）已完全形成，羊膜囊、羊膜腔和卵黄囊也已发育完毕。通过早孕试纸，孕妈妈可以发现胎宝宝已经来了。

孕 1 月产检

当孕妈妈在家用试纸测试出怀孕后，还应该到医院做相应的检查进行证实，以便确定怀孕周数，并及时得到保健指导。

本月产检项目

产检项目	检查内容和目的
血液检查（HCG）	• 确认是否怀孕，卵子受精后 7 日即可在血清中检测出人绒毛膜促性腺激素（HCG）
了解家族病史	• 过去用药的历史及医院就诊的一般记录、个人家族疾病史
血压检查	• 孕妈妈血压过低和血压过高都不利于怀孕，需及早检查
体重检查	• 测算身体质量指数（即 BMI）：BMI= 体重（千克）/ 身高（米）× 身高（米）
验尿	• 主要检查血糖、尿蛋白、有无泌尿系统感染等

注：以上产检项目可作为孕妈妈产检参考，具体产检项目以各地医院及医生提供的建议为准。

专家解读产检报告

有些女性孕初期 HCG 比较低，用试纸测出线条颜色比较浅，无法判断是否怀孕。这种情况下可以去医院验血检查，通过分析 HCG 和黄体酮数值判断是否怀孕。未怀孕的女性，血液中 HCG< 百万国际单位 / 毫升，在怀孕最初 3 个月，HCG 水平约每（2.2±0.5）天升高 1 倍，至孕 4 月才开始降至中等水平，并一直维持到怀孕晚期。

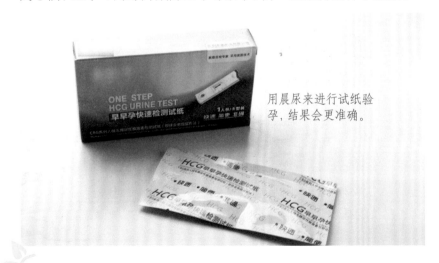

用晨尿来进行试纸验孕，结果会更准确。

让你一次就通过的小秘密

早孕试纸验孕

测量前确认试纸是否过期，量采时应取早晨的第一次尿液进行检测，如果第一次排尿时没有及时检测，也要确保尿液在膀胱中留存起码 4 个小时之后再用来检测，但不要为了增加尿液而喝过多的水，这会稀释激素的水平。

抽血验孕

血液检查跟尿检的原理差不多，都是通过体内 HCG 的变化来判断是否怀孕。一般可于同房后 20 天左右，去医院抽血检查血液中血 HCG 的含量，检查时不需要空腹。

孕 1~2 周 养出棒棒的精子和卵子

第 1 周，备孕夫妻在各自体内培育出卵子和精子，它们等待着遇见彼此的那一刻。到了第 2 周，发育成熟的卵子和精子将会相遇，并生成一个新的细胞——受精卵。这个新细胞就是胎宝宝的最初形态，也代表着一段神奇的生命之旅就此开启。

营养：叶酸！叶酸

很多孕妈妈已经知道，在准备怀孕前 3 个月就应该补充叶酸。而怀孕后的 40 周孕期，孕妈妈也都需要摄入叶酸。

补充叶酸的 3 条法则

1. 最好在医生的指导下，选择、服用叶酸补充制剂。

2. 孕前长期服用避孕药、抗惊厥药的孕妈妈，或曾经生下过神经管缺陷宝宝的孕妈妈，应在医生指导下，适当调整每日的叶酸补充量。

3. 长期过量服用叶酸补充制剂会干扰体内的锌代谢，锌一旦摄入不足，就会影响胎宝宝的发育。因此在补叶酸的同时要注意补锌。

叶酸片要吃到怀孕后 3 个月

孕早期是胎宝宝中枢神经系统发育的关键期，孕妈妈仍需要每天按量补充叶酸。每天补充 400~800 微克叶酸，即可满足胎宝宝生长需求和孕妈妈自身需要。在怀孕后 3 个月，即整个孕早期都需要补充叶酸，以降低胎宝宝致畸概率。进入孕中期后可停服叶酸片，平时多从绿色蔬菜等富含叶酸的食物中汲取就可以了。

孕前没吃叶酸也不要盲目补充

有些孕妈妈是意外怀孕，还没来得及补充叶酸，她们往往会担心因此影响到胎宝宝的健康。

其实，即便是孕前没有补充叶酸，但是从发现怀孕时再开始补充仍然可以降低胎宝宝发育异常的危险。

这是因为在怀孕后前 3 个月是胎宝宝神经管发育的关键时期，孕妈妈每天补充适量的叶酸，就可以明显降低神经管畸形。孕妈妈可千万不要想着将孕前没有吃的叶酸也补回来，否则，过度补充叶酸可能会影响锌的吸收，也不利于胎宝宝智力发育。

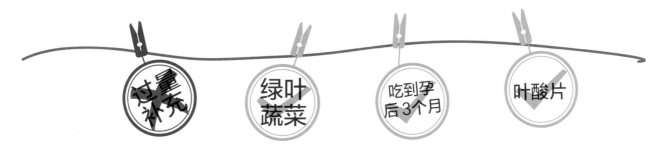

生活：掌控受孕最佳期

最易受孕的日期是预算出的排卵日当日及前3天、后1天，掌握好自己的排卵期，能更顺利迎接胎宝宝的到来，现在就来告诉你如何测算排卵期。

测算排卵周期

如果你的月经一向比较规律，可以采用这种算法：从月经来潮的第1天算起，倒数（14±2）天就是排卵期。比方说，你的月经周期是28天，这次月经来潮是5月28日，那么5月的12、13、14、15、16这几天就是排卵期。

基础体温法

这个方法适用于月经不太规律的女性。

从月经第一天开始测基础体温。早晨醒来，不说话，不下床，用准备在床头的体温计放在舌下，测口腔温度5分钟，记录下体温。每天1次，坚持3个月，找出两次月经间的体温变化曲线。如果有哪天忘记测量，也要记下来，与之前做过的表格比较，以作为参考。将数据做成曲线表，高温期之前的低温日即是排卵日。

观察阴道黏液变化

到了排卵前的一两天，阴道分泌物不仅增多，而且像鸡蛋清一样清澈、透明，用手指尖触摸能拉出很长的丝。出现这样的白带表示马上要排卵了，一般这种现象会持续3~5天。

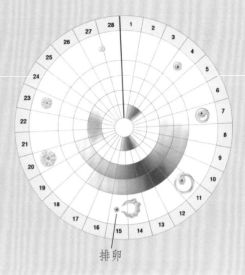

排卵

排卵时的特殊感受

排卵期体内的雌激素水平增高，乳腺增生，乳房间组织水肿会出现乳房胀痛；卵子排出时需要冲破包裹表面的一层薄膜滤泡，滤泡内少量液体会流入盆腔最低部位，可能造成少量出血。有些人还会感觉到一侧下腹部有疼痛感。

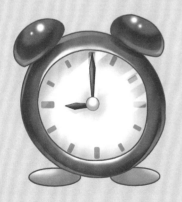

受孕的最佳时刻

人体的生理现象和机能状态在一天24小时内是不断变化的。早上7点~12点，人体身体机能状态呈上升趋势。中午1点~2点，是白天人体机能最低时刻。下午5点再度上升，晚上23点后又急剧下降。一般来说，晚上9点~10点是受孕的最佳时刻，若在此时同房，可大大增加受孕概率。

专家说：教你养出优质的精子和卵子

每一位孕妈准爸都希望自己的宝宝能够健康、聪明、漂亮，为了能够更好地实现这个愿望，孕妈准爸就应该在备孕和孕1周时，尽力调整自己的饮食和生活方式，以培育出优质的精子和卵子。

吃好，睡好，护好卵巢

卵子是在卵巢中产生、发育的，要想拥有优质的卵子，应先保护好卵巢。

孕1周是卵子成熟、等待与精子汇合的时期，更应该注意保护卵巢。保持规律的睡眠习惯是保养卵巢的方法之一，应该尽力避免熬夜，也不要昼夜颠倒。

在饮食上也可以有意识地适量增加蛋白质的摄入，蛋白质是维持生命活动最重要的营养物质，提供人体所需的各种氨基酸，对养护卵巢有一定帮助，可以吃一些富含蛋白质的肉类食物，也可以补充一些富含植物蛋白的食物，如大豆、花生、南瓜子、杏仁、绿豆芽等。

保护精子，远离高温

睾丸是精子的发源地，保护好睾丸是培育优质精子的第一步。睾丸对温度的变化非常敏感，而适宜的温度对精子的产生有很大影响。医学发现，睾丸内温度比机体内温度低 1~1.5℃，是生精最适宜的温度。若睾丸内温度过高，生精就会出现障碍，如精子数量减少、成活率低，甚至精子发育不完全等情况。

此外，备育男性应尽量避免导致睾丸温度过高的行为，平时不要洗桑拿浴，不要穿过紧的衣裤，不要长时间使用电热毯。在使用笔记本电脑时，也不宜将笔记本电脑放在腿上。

根据身体状态运动

适当的体育锻炼可以帮助提高身体素质，保证卵子和精子的质量。应从计划要孩子开始，就开始进行一段时期有规律的运动。

具体运动可以根据个人爱好，进行适宜本人身体状况的体育锻炼，如慢跑、柔软体操、游泳、太极拳等。但是应注意运动时间不宜过长或过度劳累，运动时间以30分钟为宜。孕妈妈在确认怀孕4周后更应注意减少运动强度和运动时间，以免发生危险，而且在进行锻炼时，最好有准爸爸或者家人陪伴在身边。

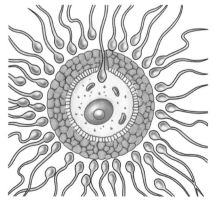

培育优质精子和卵子，打造健康的胎宝宝。

孕 3~4 周 奇妙的相遇

进入这周，卵子和精子相遇了，受精卵形成并不断地进行细胞分裂，变成一个球形细胞团（胚泡）在子宫内膜里着床，此时就预示着孕妈妈真正怀孕了。但此时孕妈妈可能还没有任何感觉。

营养：健康的饮食习惯很重要

这两周，胎宝宝已经在孕妈妈的肚子里安营扎寨了，孕妈妈吃什么、喝什么，都是要与胎宝宝分享的，因此，孕妈妈要注意多补充富含营养的食物，避免吃一些不利于胎宝宝发育的食物。

蔬果、谷类保护母婴健康

孕妈妈为了适应胎儿发育的需要，在生理上发生了很大的变化，如血容量的增加，此时需要孕妈妈自身增强热能，加强基础代谢的功能。增加足量蛋白质和维生素的摄入，能有效帮助孕妈妈增强物质代谢的热能所需，这些都依赖于天然的五谷杂粮、新鲜果蔬。

每天喝 1 杯牛奶

整个孕期，孕妈妈要储存约 50 克的钙，其中 30 克供给胎宝宝。而牛奶中含有较多的钙、维生素 A、维生素 D 等营养素，牛奶中的钙容易被孕妈妈吸收，而且铁、磷、钾、镁等多种矿物质搭配也十分合理。因此，孕妈妈每天应摄入适量的牛奶。另外，孕妈妈每天喝 1 杯牛奶，会使胎宝宝的体重平均增加 41 克。这对宫内发育迟缓的胎宝宝很重要。

不宜吃生冷食品

生冷食物因没有经过高温加热，可能会有细菌，孕妈妈食后易引起肠胃不适。此外，女性在孕期肠胃对冷刺激非常敏感，常吃生冷食物易引起肠胃血管收缩，造成食欲缺乏、消化不良。而且胎宝宝对冷刺激也很敏感，容易导致流产。

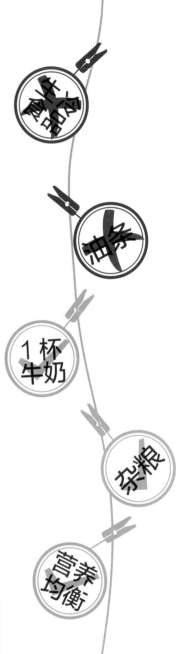

> **早餐不宜吃油条**
>
> 孕妈妈整个孕期最好都不要吃油条。因为经高温加工的油炸淀粉类食物中丙烯酰胺含量较高，此类物质经人体吸收后易与 DNA 上的鸟嘌呤结合，会导致遗传物质损伤和基因突变，对胎宝宝产生负面影响。

生活：要改变生活方式了

本周，胎宝宝刚刚在孕妈妈的身体里住下，从此刻开始，他（她）就要与孕妈妈开启一段为期40周的亲密孕程了，因此，孕妈妈要开始注意自己的生活方式了。

感觉自己变了

怀孕后，孕妈妈首先感觉到了自己身体的变化：

1.停经：停经是怀孕后最早，也是最重要的症状，当该来月经时，月经未来，但是有少量浅褐色的血流出，这是子宫在少量出血，是怀孕初期的一种可能出现的现象。

2.出现类似感冒症状：孕早期的反应和感冒相似但有差别，如果出现了这些症状且月经迟来，那么，很有可能就是怀孕了，孕妈妈应谨慎，别误吃了药物。

3.恶心、呕吐：孕早期的恶心、呕吐，可能会发生在一天中的任何时间。

生活起居有规律

孕妈妈应该每天晚上10点前就寝，睡足八九个小时。尤其是晚上11点到次日凌晨4点这段时间内，一定要保证最佳的睡眠质量。

养成有规律的睡眠习惯，最好晚上在同一时间睡觉，早晨在同一时间起床。可以在中午安排一个短暂的午睡。如果孕妈妈有熬夜习惯，这个时候一定要改掉。

远离致畸高危因素

孕早期的胎宝宝对致畸因素非常敏感，此时孕妈妈依然要重视周围环境中的致畸因素，远离工作和家庭环境中的高辐射电器；暂时调离对胎宝宝有明确危害的岗位；不随意自行用药，不乱吃补品。孕妈妈的食品和饮品也宜尽量购买相对安全的，能自己做最好。

怀孕和养宠物一定会冲突吗

小动物身上有一种叫作"弓形虫"的寄生虫，孕妈妈一旦受感染，将直接影响胎宝宝发育。因此以往观点认为，备孕时只得将朝夕相伴的宠物长期寄养或送人，但事实上，这种全面否定的观点并不正确。

决定宠物"去"与"留"，要看孕妈妈体内是否有弓形虫抗体。如果怀孕前感染过弓形虫，体内有弓形虫抗体，不易对胎宝宝造成影响，这时孕妈妈就不必将宠物送走，只要严格注意卫生习惯，避免再次感染即可。

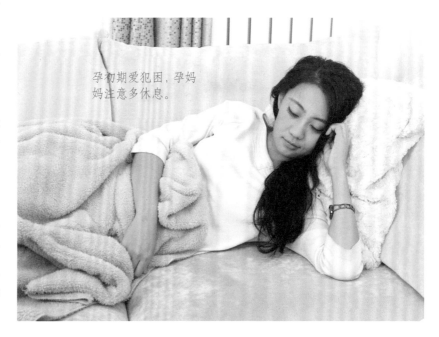

孕初期爱犯困，孕妈妈注意多休息。

专家说：验孕！在家还是去医院

身体隐隐地觉得有了些许变化，孕妈妈心头涌上一丝甜蜜和不安："难道真的怀孕了？"怎么验孕才更准确？有必要去医院验吗？这些问题往往困扰着孕妈妈，下面就为孕妈妈一一解答。

在家验孕有讲究

在去医院确诊怀孕前，你也可以在家里用早孕试纸或验孕棒验尿自测。自测时要仔细阅读说明书中的方法与注意事项，以免使用不当影响测试结果。大多数情况下测试结果会准确，但也不是万无一失。

早孕试纸测试

去医院验孕前，也可在家用早孕试纸测试一下，方法如下：

1. 打开锡纸密封的包装，用手持住纸条的上端，不要用手触摸试纸条实验区。

2. 取一杯尿液（有的试纸包装内附有专用尿杯），最好是晨尿。将试纸带有箭头标志的一端浸入尿杯（尿样不允许超过 MAX 线），约 3 秒钟后取出平放。

3. 在反映区内出现一条红线为"阴性"，出现平行的两条红线为"阳性"。"阳性"多表示已经怀孕。10 分钟之后仍为一条红线时才能判定为"阴性"。

验孕棒测试

1. 将包装铝箔膜袋沿缺口处撕开，取出验孕棒。如果有的话，戴上盒内所附的一次性塑料薄膜手套，紧捏住验孕棒手柄一端。

2. 用吸管吸几滴尿液，最好是晨尿，挤到验孕棒的吸尿孔。

3. 观察窗中的 C、T 位置，如果同时出现 2 条紫红色线，表明已怀孕。如果出现一深一浅两条线，对照线 C 的颜色较深，测试线 T 的颜色较浅，表示有怀孕的可能。观察窗中只出现 1 条线，表明未怀孕。

到医院确认最后结果

即便是用早孕试纸验出了已经怀孕，最好还是到医院妇产科检查确认是否怀孕。

1. 通过检查确定怀孕周数及怀孕时间。现在很多女性月经来潮周期不准，排卵的日期不确切，如果怀孕早期没有及时确定孕周，后期就不好推算预产期，亦不利于对胎儿生长发育状况进行测评。

2. 通过早期产检，可以及早发现孕早期可能出现的疾病，如各种原因引起的流产、宫外孕（异位妊娠）、葡萄胎或不适宜妊娠的严重疾病等。

验孕符合要求，要尽早建档

目前大多数医院都要求孕妈妈提前确定在哪里分娩，方便在医院建档，进行系统的产前检查。一般只要第 1 次检查结果符合要求，医院就会允许建病历（此病历不同于门诊的病历）。

如果从其他的医院转过来，可带着原来医院的化验单，但不全的项目，必须要在新医院重新补做，合格后才可以建病历。

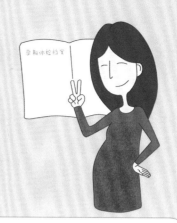

♥✚ 只有医生知道

检测尿液中人绒毛膜促性腺激素（HCG）是判定怀孕的可靠指标。如果在家验孕，最好用晨尿，这样检测的结果会比较准，因为此时尿液中的 HCG 最易被检测出来。如果在其余时间验孕，需注意尿液应在膀胱内存留 4 个小时以上才能用来进行检测，否则结果会不准确。

有些女性在行房后两三天就检验，往往验不出正确的结果。有些女性则在怀孕一段时间后才验也是不对的，因为 HCG 值会随着怀孕周数增加而增加，数值可能达到 10 万以上，而一般的验孕试剂在超过一定的数值后就验不出来。所以应在月经推迟 7 天左右验孕。

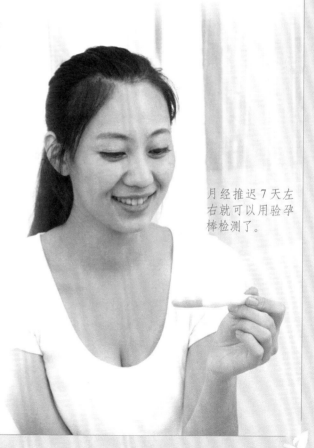

月经推迟 7 天左右就可以用验孕棒检测了。

孕2月

孕2月，孕妈妈的外表看不出有什么改变，别人还很难看出你已经怀孕了，但在你的体内却发生着翻天覆地的变化，在你的子宫里，胚胎在迅速地生长。而且孕妈妈的胃口可能会出现不适，出现早孕反应，这都是胎宝宝向你证明他已经存在的特殊方式，就用包容、平和的心态面对这一孕育历程吧。

亲爱的爸爸妈妈：就在你们沉浸在得知怀孕的这一喜讯中时，我依然在不断发育着。到本月末，我的手脚看上去就像4个可爱的小短桨，小心脏也偷偷开始跳动了！

妈妈的早孕反应是不是已经开始了？这是我在提醒妈妈：小天使来向你报到啦！

爸爸妈妈，现在的我还很弱小，你们要时刻保护我哟！别让外面不好的东西影响到我，等我再强壮些，就有自己的抵抗力啦！

——你们的宝贝

胎宝宝发育天天见

▶ **第29~31天**（第5周第1~3天）

苹果子大小的胚胎

胎宝宝经过前2周的发育，已经发育成了一个苹果子般大小的胚胎。现在，胎盘和脐带也在发挥大作用，它们正把你体内的营养源源不断地输送给胎宝宝。

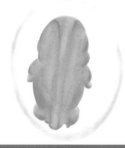

◀ **第43~45天**（第7周第1~3天）

淋巴组织继续发育

胎宝宝的淋巴组织继续发育。身体上的小胳膊也开始慢慢发育，尾巴也基本消失，看起来有点人形了。

◀ **第41~42天**（第6周第6~7天）

眼睛内的晶状体开始形成

胎宝宝眼睛内的晶状体开始形成，它可以使进入眼睛的光线聚集在视网膜上，形成清晰的影像。另外，胎宝宝的整体外形还是弯曲的。

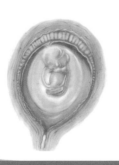

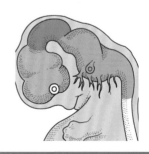

▶ **第46~47天**（第7周第4~5天）

面部五官逐渐形成

胎宝宝的大脑继续发育，面部的五官逐渐形成，鼻涡已经很明显了。透过胸腔可以看见正在发育的心脏。

▶ **第48~49天**（第7周第6~7天）

大脑迅速发育

胎宝宝的大脑正在迅速发育，因此头要比身体大得多。胎宝宝的腿看上去很像短桨。在接下来的日子里，"短桨"会逐渐发育成圆乎乎的小腿。

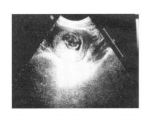

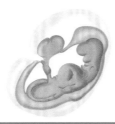

▶ **第 32~33 天**（第 5 周第 4~5 天）

重量在不断增加

胎宝宝持续发育着，重量不断增加，身体也在变长，会直接从孕妈妈的血液里获得营养，所以即便孕妈妈发生孕吐也不会影响胎宝宝的营养吸收。

▶ **第 34~35 天**（第 5 周第 6~7 天）

心脏即将跳动

小小的胚胎正不断伸长，头尾可辨。神经系统开始发育，脑与脊髓开始形成。肌肉与骨骼也开始发育。胎宝宝的心壁正在形成，心脏即将开始跳动。

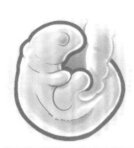

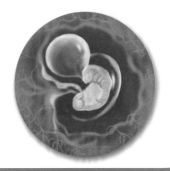

◀ **第 38~40 天**（第 6 周第 3~5 天）

眼睛开始发育了

胎宝宝像一个饱满的小蚕豆，慢慢地长出体节，不久后，它们就会变成胎宝宝的小脑袋和小身体。对了，眼睛也开始发育了呢！

◀ **第 36~37 天**（第 6 周第 1~2 天）

小心脏开始跳动

胎宝宝的小心脏已经开始"扑通扑通"地跳动了，小心脏里的 4 个心腔已经有了最初的模样，看起来像心形的巧克力盒子。两颗心一起跳动，孕妈妈是不是很幸福呢？

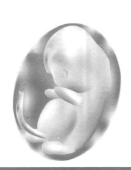

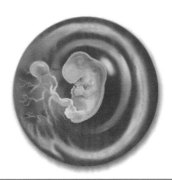

▶ **第 50~52 天**（第 8 周第 1~4 天）

骨头开始硬化

胎宝宝的皮肤透明得可以看到下面的血管网。胎宝宝已经开始四处游动，腿和胳膊的骨头已经开始硬化。

▶ **第 55~56 天**（第 8 周第 5~7 天）

乳头开始发育

胎宝宝头部在迅速发育，颈部和躯干开始伸展，手看起来像扇贝的壳一样。不管胎宝宝是男是女，乳头都开始发育，肾脏开始产生尿液。

孕2月产检

本月需要进一步确认怀孕及排除宫外孕的情况，除此之外，还可以通过超声波检查（B超）观察胎囊和胎心搏动。孕妈妈可以提前了解一下产检需要检查的项目和注意事项，做到心中有数。

本月产检项目

产检项目	检查内容和目的
尿常规检查	• 尿检有助于肾脏疾患早期的诊断
血压检查	• 时刻监测孕妈妈的血压值
B超检查	• 通过超声波可计算出胎囊大小，根据胎儿头至臀部的长度值即可推算出怀孕周数及预产期，此外还能监测有无胎心搏动及卵黄囊等，及时发现胚胎的发育异常情况
血色素及血细胞比容的检查	• 检查是否有贫血现象
妇科产检	• 通过医生触摸观察子宫是否增大，是否变得柔软，宫颈是否着色发蓝，阴道黏膜是否充血并着色加深
体重检查	• 随时监测体重增长情况

注：以上产检项目可作为孕妈妈产检参考，具体产检项目以各地医院及医生提供的建议为准。

专家解读产检报告

胎囊：只在孕早期出现，位于子宫的宫底、前壁、后壁、上部或中部，形态圆形或椭圆形、清晰的为正常；不规则形、模糊，位于子宫下部的为异常。伴有腹痛或阴道流血时，则有流产的征兆。

胎芽：孕2月做B超检查，可以看到胎芽为正常。

胎心：孕2月，通过B超检测到胎心为正常。

胎盘：胎囊消失后，见到月牙形的胎盘形成为正常。

子宫：通过医生触摸或B超检查，可看到子宫是否增大，是否变得柔软。

让你一次就通过的小秘密

B超检查的小秘密

1. 孕2月之前做B超检查，需要孕妈妈憋尿，以便更好地看清子宫内的情况，过了2个月就不再需要憋尿了，在孕3月后做B超检查时，要提前排空尿液。当医生需要给孕妈妈检查肝、肾、脾等脏器时，才需要事先憋尿。

2. B超检查不需要空腹。

3. 孕妈妈不要吃易产气的食物，如牛奶、红薯等，避免进食后产生气体，阻碍超声波的穿透，造成显像不清。

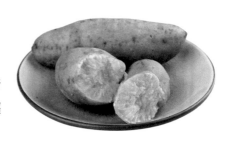

孕 5 周 确定怀孕了

很多孕妈妈从这个月开始有"妈妈"的感觉了，在孕妈妈肚中的胎宝宝，现在还只是一个小胚胎，就像苹果子那么大，小模样看起来和小海马一样。心脏开始有规律地跳动，眼睛、耳朵、鼻子、嘴巴的位置已经有了小窝窝，羊水、脐带和胎盘都开始出现了。

营养：吃这些有利于胎宝宝"安家"

恶心、呕吐等早孕反应让孕妈妈觉得吃什么都不香，甚至吃了就吐。这种情况下，孕妈妈不用刻意让自己多吃些什么，少食多餐、注意补充以下营养素即可。

蛋白质——有利于胎宝宝大脑发育

优质、足量的蛋白质可保证胎宝宝的大脑发育，考虑到孕妈妈本月的饮食要以清淡为主，应选用容易被消化、吸收、利用的蛋白质，每天的供给量以 80 克左右为宜。这个月内，对于蛋白质的摄入，不必刻意追求一定的数量，但要注意保证质量。

食物来源：可以考虑以植物蛋白质代替一部分动物蛋白质，豆制品和蘑菇等食物可以多吃一些。

碳水化合物和脂肪——胎宝宝的"热量站"

碳水化合物及脂肪是为人体提供能量的重要物质，可以防止孕妈妈因低血糖而晕倒。这个月孕妈妈如果实在不愿吃脂肪类食物，也不必强求自己，可以动用体内储备的脂肪。只要孕前做好了充分的营养准备，此时大可不必担心营养不足。

食物来源：如果早孕反应比较严重，孕妈妈可以抓住任何可进食的机会，适量吃一些饼干、糖果。平时不敢问津的巧克力、蛋糕，现在都可以适当吃一些。

维生素——保护胎宝宝重要器官

维生素对保证早期胚胎器官的形成发育有重要作用，孕妈妈要注意多吃一些富含叶酸、B 族维生素、维生素 C 的食物。除需要服用叶酸增补剂之外，其他维生素的补充完全可以采用食补的方法。

食物来源：富含叶酸的食物有动物肝脏、牛肉、蔬菜、橘子等；鱼类、肉类、乳类及坚果类中富含 B 族维生素；富含维生素 C 的食物有猕猴桃、西红柿、南瓜、红薯、胡萝卜等。

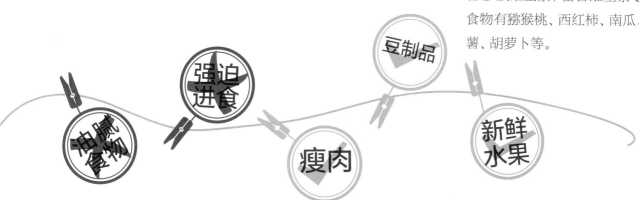

生活：职场孕妈妈莫隐瞒

怀孕了，但是很多孕妈妈还是会选择继续工作，不过怀孕之后孕妈妈也多了一些不便，所以一旦发现自己怀孕还是尽早和自己的上司沟通，方便上司在分配工作时能做出适当的调整。

与领导商谈前先换位思考

在开口之前，先了解一下部门计划和项目进程，思考一下你的怀孕是否会影响到什么重要的工作计划，你有没有相对应的解决方案，如果你有调岗的要求，手头的工作是不是已经找到合适的交接办法？站在上司的立场多想一想，需要在谈话中向上司说明，你依旧会尽职尽责地做好手中的工作。

职场孕妈妈要尽早和领导沟通，及时调整工作安排。

选择时机

在大多数情况下，你要做妈妈意味着上司将不得不改变工作安排和许多长期计划，你和老板之间应有一次重要谈话，因为它将影响到工作的方方面面。

最好的时机是在一项工作圆满完成之后，因为这样做本身就传达了一个很有说服力的信息："我虽然怀孕了，但是我的工作表现丝毫没有受到影响。"

只说现在，少提将来

你可以说清楚自己的现在和稍长一段时间以后的身体状况，但不要急于讨论生育期间的工资待遇以及你生完孩子以后的工作计划。这样做是给上司一些时间来接受和考虑你的情况，并且为今后进一步的安排做好铺垫。

该什么时候停止工作

孕妈妈不需要过早停止工作。如果孕妈妈工作环境安静清洁，危险性小，或是在办公室工作，同时身体状况良好，那么可以在预产期的前一周到两周回家等待宝宝出生。

如果孕妈妈每天的工作至少有 4 小时以上在行走，建议在预产期的前 20 天左右就离开工作岗位回到家中待产。

如果孕妈妈的工作运动性相当大，建议提前 1 个月开始休产假。

专家说：未雨绸缪，预防流产

孕早期的 3 个月是流产高发期。流产是孕妈妈最担心的事，尤其是那些好不容易才怀上宝宝的孕妈妈。那么怎么才能预防流产呢？

流产的信号

流产最主要的信号就是阴道出血和腹痛（主要是因为子宫收缩而引起腹痛），出血的颜色可为鲜红色、粉红色或深褐色，主要根据流量和积聚在阴道内的时间不同而有所变化。

如果孕妈妈发现自己阴道有少量流血，下腹有轻微疼痛、下坠感或者感觉腰酸，可能就是流产的前兆，也是胎宝宝给你传递的"危险信号"，要引起注意，及时治疗。

生活好习惯，流产靠边站

不做重体力劳动：尤其是增加腹部压力的劳动，如提重物等。家务活要量力而行。

孕早期避免性生活：性生活时腹部受到的挤压和宫颈受到的刺激均会诱发宫缩导致流产。

避免接触有害化学物质：如苯、砷、汞、放射线等，孕早期避免去空气不流通的场所，不要在孕期装修房屋等。

保持心情舒畅：孕期心情要舒畅，采用多种方法消除紧张、烦闷和恐惧心理，以轻松的心态看待孕育。

加强营养：多食蔬菜、水果、豆类、蛋类、肉类等。而薏米、山楂、螃蟹、甲鱼等可能引起流产的食物则不能吃。

小细菌危害大

远离那些易携带某些细菌的食物，最常见的是李氏杆菌病。例如未经高温杀毒的羊奶、未煮熟的禽肉、鱼肉和贝类等。李氏杆菌病会引起流产、早产或新生儿感染，孕妈妈一定不能忽视对这种疾病的预防。

如果孕妈妈患上了细菌性阴道炎，要及时去看医生，这不仅危害孕妈妈的健康，还可危及胎儿，因此要积极防治。细菌性阴道炎的症状是白带呈稀糊状，颜色为灰白色、灰黄色或乳黄色，带有特殊的鱼腥臭味，外阴瘙痒。怀孕早期，由于胎儿正处于器官发育形成的重要时期，药物很容易引起胎宝宝发育畸形，所以孕妈妈患上阴道炎后一定要到正规医院去咨询医生的建议，不能盲目自行用药。此外，清洁用品要做到每日烫煮或太阳曝晒，避免重复感染。

孕6周 早孕反应来了

孕妈妈的早孕反应开始明显起来，会时常疲劳、犯困而且排尿频繁、有恶心的感觉，白天随时可能呕吐，建议孕妈妈要清淡饮食。生活细节上也要有所注意，开启孕妈妈特有模式。

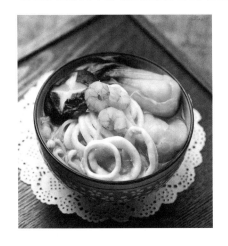

营养：饮食要清淡

孕妈妈的早孕反应依然存在，坚持一下，等到这个月末的时候就会好很多。所以，本月的饮食要以清淡、营养为主，仍需忌辛辣、过咸、过冷的食物。

要清淡，也要营养全面

孕妈妈应多吃些蛋类、牛奶、鱼、肉、动物肝脏、豆制品、海带、蔬菜、水果等食物，还应粗细粮搭配。这样，既促进了食欲，增加了孕妈妈本身的营养需求，又为胎宝宝大脑的发育提供了物质基础。同时，适当的运动也能促进孕妈妈的食欲。

生活：及早换掉你的化妆品

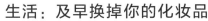

孕期长痘很正常，尽量别用祛痘膏。

跟美白祛斑化妆品说"NO"

皮肤增白及祛斑类化妆品中大多含有无机汞盐和氢醌等有毒的化学物质，经常接触会导致染色体畸变率升高，还可能导致 DNA 分子损伤。这些有毒物质还可经母体胎盘传递给胎宝宝，使细胞生长和胚胎发育速度减慢，导致胚胎异常。因此，孕妈妈在孕期应尽量选用不含香料、不含酒精、无添加剂或少添加剂的天然优质护肤产品。

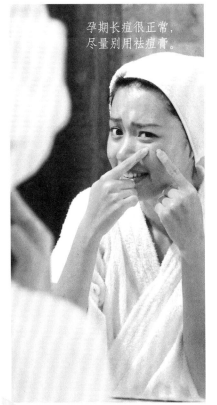

> **孕期痘痘横行，祛痘药膏能用吗**
>
> 怀孕是女性的特殊生理阶段，这时的女性常常会因为身体状况的变化而变得敏感，身体抵抗力下降，皮肤易出现各种状况。怀孕后受激素的影响，孕妈妈皮肤的皮脂腺分泌量会增加，有些孕妈妈脸上就会长痘痘，但是不可随意涂抹祛痘药膏，因为再好的祛痘药膏也不可能与"毒"隔绝，怀孕时应尽量避免使用，以免影响胎宝宝正在成形的神经系统的生长发育。

专家说：孕吐无需担心

孕期出现恶心呕吐是一种正常现象，孕妈妈不必有心理负担，保持舒畅的心情，并通过饮食来进行调节，可以使症状得到明显的改善。

这是胎宝宝自我保护的本能

孕吐是胎宝宝自我保护的一种本能。人们日常食用的各种食物中常含有微量毒素，对健康并不构成威胁。可孕妈妈不同，腹中弱小的生命不能容忍母体对这些毒素无动于衷。

这些毒素一旦进入胚胎，就会影响胎宝宝的正常生长发育，所以胎宝宝就分泌大量激素，增强孕妈妈孕期嗅觉和呕吐中枢的敏感性，以便最大限度地将毒素拒之门外。

不用担心胎宝宝营养不足

孕期呕吐症状一般在孕12周左右自行消失。虽然孕吐暂时影响了营养的均衡吸收，但在孕早期，胎宝宝的营养需求相比后期较少，而且会从孕妈妈的血液里直接获得。因此孕妈妈不用担心孕吐会影响胎宝宝的营养供给。

饮食调整

怀孕之后，有些孕妈妈爱吃酸味食物，这是因为酸味能够刺激胃液分泌，提高消化酶的活力，促进胃肠蠕动，增加食欲，利于食物的消化吸收。喜吃酸食的孕妈妈，最好选择既有酸味又营养丰富的天然食物，如西红柿、樱桃、杨梅、石榴、柑橘、葡萄、青苹果等果蔬。不宜吃酸菜、山楂及加工类酸味食物。

营养学家主张孕妈妈的饮食应以"喜纳适口"为原则，尽量满足其饮食的嗜好。但应忌食油腻和不易消化的食物。

天然食材补营养

不管是孕期所需的哪种营养素，都应通过食用天然食材来获取，不仅效果远远胜于人工的、非天然的途径所获得的，而且特别安全可靠。下面这款汤既能止呕，还能补充水分，增加营养。

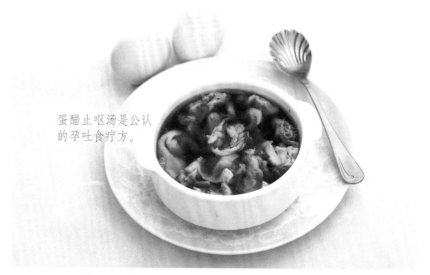

蛋醋止呕汤是公认的孕吐食疗方。

防孕吐的蛋醋止呕汤

原料：鸡蛋2个，白糖、醋各适量。

做法：①将鸡蛋磕入碗内，用筷子搅匀，加入白糖、醋，再搅匀。②锅置火上，加适量清水，用大火煮沸，将碗内的蛋液倒入，煮沸即可。

孕 7 周 保护好胎宝宝

怀孕快 2 个月了，胎宝宝继续发育着，大约有 12 毫米长了，像一枚橄榄。随着胎宝宝的发育，孕妈妈的体能消耗每周都在增大，本周开始可能会经常感觉到饥饿，这种饿的感觉和以前空腹的感觉也并不太相同，还带着烧灼的难受。

营养：药补不如食补，食补并非大补

孕妈妈怀孕后很容易陷入大量补充营养的误区，可能就连身边的家人和朋友都在劝孕妈妈多吃，其实孕期是需要适量进行食补的，以保证给胎宝宝提供充足的营养，但不应过量。

尽量不药补

只要在医生的建议下合理、正常饮食，一般不会营养不良，没有必要再额外地补充过量的营养片剂，毕竟食补的效果大大好于药补，而且没有其他副作用。如果孕妈妈胃口不好，早孕反应强烈，或者出门在外，不方便进食，可以在医生的指导下服用营养片剂。

适量食补

胎宝宝已经在孕妈妈的体内稳稳扎根了，为了给胎宝宝提供肥沃的土壤，孕妈妈可以适当食补来增加营养，以满足自己和胎宝宝的需要。平时可以用枸杞子、羊肉、百叶等温热性的食物熬粥或炖汤，滋补的同时养胃护脾，每次一两小碗。注意不要过量，过量会增加肾的负担，反而不利于健康。

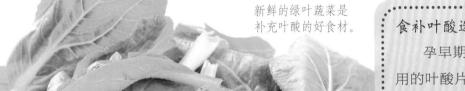

新鲜的绿叶蔬菜是补充叶酸的好食材。

食补叶酸选用新鲜蔬菜

孕早期，孕妈妈除了服用孕妇专用的叶酸片外，还可以通过食疗补充叶酸。但补充叶酸还有很多应注意的地方。叶酸多存在于绿叶蔬菜中，具有不稳定性，遇光、遇热易失去活性，蔬菜储藏两三天后叶酸会损失 50%~70%，不当的烹饪方法会使食物中的叶酸损失 50%~95%。所以要提高叶酸的获取率，就要吃新鲜的蔬菜，同时注意烹调方式。

生活：从容怀二胎

随着二胎政策的全面放开，越来越多的女性开始备孕二胎宝宝了。怀二胎并不是像想象中的跟第一胎一样就行了，怀二胎还是有一些值得注意的事情。

怀二胎更要重视孕检

一些二胎孕妈妈认为，生头胎宝宝时已经做过孕前检查了，二胎就没必要再做了，这种想法是不对的。二胎时的身体状况与第一胎时往往有很大区别，因为越是经历过分娩和有过多年性生活的女性，患妇科病的概率越大。特别是怀二胎时如果年龄超过35岁，孕后发生早产、妊娠糖尿病、妊娠高血压疾病等问题的概率就会增大，分娩的风险也会增高，所以怀二胎更要重视孕前检查。

两胎怀孕间隔多久

怀孕间隔应为两三年，这不仅有利于自身的身体健康，而且也有利于宝宝的健康成长。

如果孕妈妈在分娩后没有充分恢复就又一次怀孕，所怀的宝宝早产和低体重的发生率较高。低体重儿往往生长不良，容易生病。总之，为了家庭的幸福和优生优育，两胎间隔不宜过短。

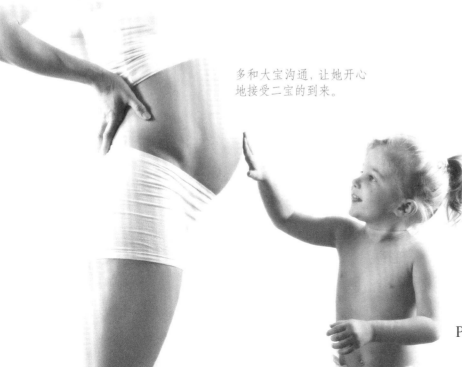

多和大宝沟通，让她开心地接受二宝的到来。

做好大宝的工作

相比初产妇而言，二胎孕妈妈算是比较有经验了，对于排卵期的到来和最佳受孕时机都有所了解，心理上会比较平静。调整好心情，别太劳累，为即将到来的二宝努力吧。但要安抚好大宝，跟他（她）提前沟通一下，让他做好成为哥哥或姐姐的心理准备，不要忽略了他的感受。

早孕反应不一样也很正常

有些二胎孕妈妈的早孕反应与头胎不一样，可能是因为孕妈妈生二胎时年龄增长了，孕激素的分泌跟以前不一样，因此，引起的反应也不一样。

但是，有些情况比如多胎、巨大儿、羊水过多、胚胎不正常（如葡萄胎）等，也会使孕激素分泌过度旺盛，从而引起剧烈早孕反应。怀二胎的孕妈妈，如果早孕反应较剧烈，记得跟医生沟通，排查各类病变因素。

专家说：保胎，需视情况而定

孕早期是流产高危期，有可能是因为胚胎本身的染色体异常，也有可能是孕妈妈身体遇到某些因素引起的，这时候保不保胎就需要慎重做决定了，孕妈妈应听从医生的建议，不要盲目保胎。

不合格的受精卵会被无情淘汰

精子完全进入卵子内以后，形成一个新的细胞，叫受精卵，这是一个新生命的开始。受精卵形成 24 小时后，就进行细胞分裂，与此同时，通过输卵管的蠕动，逐渐向宫腔方向移动，三四天后到达宫腔。8 天左右，胚芽完成"着陆"，微微嵌入子宫内膜。

但是受精卵着床也并不会完全一帆风顺，如果受精卵本身有问题（可能是受精的时候双方的染色体有问题），受精卵就可能不会着床。这是自然淘汰的结果，一般不会影响下次怀孕。所以孕妈妈也不用过于惊慌，更不要盲目保胎。

宫外孕不保胎

如果受精卵在子宫腔以外的地方着床，便是异位妊娠，也称为宫外孕。宫外孕是非常危险的，会危及孕妈妈的生命，而且胎宝宝也不能正常孕育存活，因此，孕妈妈发现自己是宫外孕后不要盲目保胎，应立即入院治疗。

致畸高敏期吃过药视情况保胎

孕 3~8 周是药物致畸的高敏时期，胚胎对药物的影响最为敏感，有些药物可产生致畸作用，甚至会引起自然流产。有些孕妈妈在不知道自己怀孕的情况下吃了可产生致畸的药物，等到了孕 2 月才发现，这时孕妈妈一定要去医院进行检查，如实告知医生服用了什么药，医生会以药物毒副作用的大小及有关症状加以判断，如果胎宝宝情况不好，不宜盲目保胎。

先兆流产可以尝试保胎

当早孕期间出现流产的症状如腹痛、阴道出血、腰酸、腹部下坠时，不少孕妈妈都会十分着急，病急乱投医，先买点保胎药回来吃了再说！但是，专家指出保胎要视情况而定。

孕早期发生的流产大致可分为先兆流产、难免流产、自然流产和不全流产。只有先兆流产是可以通过治疗保胎的，其他情况都无法保住胎儿。

出现先兆流产也不宜盲目用药保胎

如果孕妈妈发现阴道有少量流血，下腹轻微疼痛有下坠感或感觉腰酸，很可能是先兆流产。孕妈妈不必太紧张，要卧床休息，保持情绪稳定，避免紧张。如果经过休息后，出血停止，胚胎正常，则可以继续妊娠。如果情况没有改善，反而严重了，就要立即就医。孕妈妈千万不要自行服用保胎药，以免对胎宝宝造成不利影响。

出现先兆流产症状，保不保胎要听医生的。

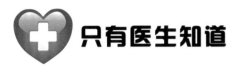

只有医生知道

在开始保胎治疗前，医生会先确定胚胎是否在子宫内。妊娠期出现阴道流血的疾病不只是流产一种。例如，葡萄胎和宫外孕，会在停经 6~8 周出现阴道流血；妊娠合并阴道和宫颈病变会出现不规则阴道流血。因此在确诊之前，切不可盲目进行保胎治疗。

其次，要确认胚胎有没有继续正常发育。一般情况下，在本周或者下周做一次 B 超是很有必要的，可以观察胎儿是否在宫内、有没有胚芽和心管搏动，也就是判断胚胎是否成活。医生会通过监测孕妇体内的相关激素水平，评价胚胎是否继续在发育。如果胚胎已经死亡，仍盲目保胎，将造成不必要的损害。因此，孕妈妈一定要咨询医生后，再确定是否进行保胎。

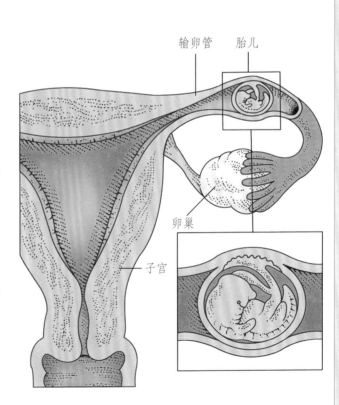

输卵管　胎儿

卵巢

子宫

宫外孕示意图

孕 8 周 胎宝宝带来了强烈反应

进入孕 2 月最后 1 周，孕妈妈的早孕反应更强烈了，呕吐、恶心让孕妈妈非常难受的同时，还会影响孕妈妈的心情，孕妈妈可能因为一些小事就急躁、发脾气，这时准爸爸就要更加关心孕妈妈。

营养：容易忽视的营养

除了必要的食物营养之外，还有 3 种营养是整个孕期必需的，却常常被忽视。有了胎宝宝的你，要及时给自己补充这 3 种营养。

水

水占人体体重的 60%，是人体体液的主要成分，参与调节体内各组织的功能、维持正常的物质代谢。在怀孕期间每天喝水在 1~1.5 升之间为宜。

新鲜空气

有些孕妈妈因为怕感冒，屋中长期不开窗，影响了新鲜空气的流通，其实，这样做会使屋内空气浑浊，易滋生细菌，更容易使孕妈妈患病，损害孕妈妈和胎宝宝的健康。

阳光

晒太阳能够促进人体合成维生素 D，进而促进钙质的吸收和防止胎宝宝患先天性佝偻病。孕妈妈晒太阳的时间要足，冬天每天不应少于 1 个小时，夏天则需要半个小时左右。

早孕反应强烈怎么吃

大多数孕妈妈在本月有早孕反应，有些孕妈妈反应很强烈，孕吐情况严重、恶心、甚至吃不下饭，但是为了保证营养不缺乏，孕妈妈还是应当适量进食。

饮食健康均衡

油炸类、精制的碳水化合物食物会增加孕妈妈的身体负担、加重疲惫感，让孕妈妈的孕吐反应更为严重，孕妈妈要尽量少吃此类食物。在日常饮食中，可以通过变化烹饪方法和食物种类来促进食欲，保证均衡的营养补充。

少量多餐

怀孕之后孕妈妈可以采取"三餐两点心"的饮食模式，在两餐之间吃些自己喜欢的小点心、水果等食物，补充能量。可以首选苹果，其含有的糖类和水分可以帮助消除饥饿、干渴，润泽身心。

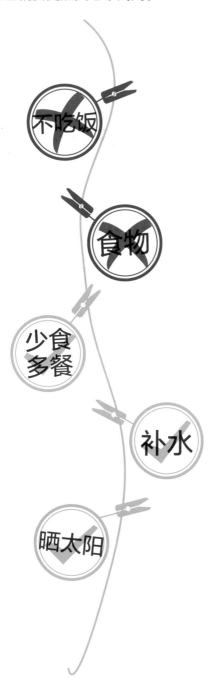

生活：赶跑坏情绪

孕妈妈一想到肚中小生命在不断地发育、成长就会倍感幸福，但又会担心胎宝宝的发育是否正常，心中充满了焦虑与不安，再加上身体早孕反应的不适，孕妈妈很容易情绪波动。

孕妈妈宜调整情绪

孕妈妈和胎宝宝之间血脉相通，孕妈妈的情绪会通过内分泌变化，直接影响胎宝宝。为了胎宝宝的健康，孕妈妈应自我调整情绪。

除此之外，孕妈妈可多想些开心的事情，多做些自己感兴趣的活动。如买一本编织书和一些五颜六色的毛线，学着为宝宝织点小东西，这个过程会很有成就感。当孕妈妈心情不好时，也可以向家人和朋友倾诉，有时候倾诉也能很好地调整情绪。

准爸爸是孕妈妈的情绪控制师

和谐、恩爱的夫妻关系，不但能给孕妈妈建立信心，应对孕期的各种生理、心理变化，还能够让正在成长发育中的胎宝宝感受到家庭的幸福美满。无论是孕妈妈还是准爸爸，都应为胎宝宝和家庭幸福而努力。

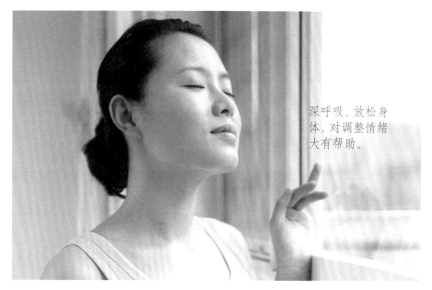

深呼吸，放松身体，对调整情绪大有帮助。

如果孕妈妈出现了伤感、易怒等情绪，准爸爸应学会包容、忍让，用各种方法去安慰孕妈妈，逗她开心。另外，推掉一切不必要的应酬，多陪陪孕妈妈，可以通过幽默风趣的语言宽慰和开导她，以调节孕妈妈的情绪。这样，孕妈妈会感到准爸爸充满爱意的体贴，心情舒畅。

缓解压力的呼吸操

消极、悲观的情绪往往是压力过大造成的，工作、家庭以及孕育的诸多问题给孕妈妈增加了不少压力，孕妈妈不妨跟着下面的步骤做做呼吸操，有助于减轻压力，使自己保持良好的情绪。

1. 深呼吸的同时，依次放松身体各部位的肌肉。从脚部开始，依次是下肢、上肢、躯干、肩部、颈部和头部，持续5~10分钟。可连续做两三组。

2. 慢慢吸气，一边数数，一边保持腹部吸气的模式，数到4后再缓缓吐气。在吐气时保持肩膀和颈部放松并数到6。该动作可以在工作的间隙进行。

专家说：B超，绝不是每月一超

B超属于超声波检查的其中一种，它包括彩色B超、三维B超、四维B超，是一种不通过手术来诊断妊娠情况的方法，也是孕妈妈了解胎宝宝的重要途径，一般来说，B超对胎宝宝是安全的，但也应注意不要频繁照B超。

孕早期B超看什么

在停经6周后，孕妈妈应通过B超确定宫内妊娠是否正常。例如在宫腔内探查不到任何妊娠征象，而在子宫腔外探到异常的包块，并结合其他的临床表现和实验室检查结果，得出宫外孕的可能性，及早发现并医治，可减少宫外孕对身体的伤害。

孕中期B超看什么

在孕16周左右需要再做一次B超，可以了解胎宝宝生长发育的大体情况。在孕22~26周再复查一次B超，通过B超能够比较清晰地了解胎宝宝组织器官发育情况，从而了解胎宝宝是否存在畸形。如有畸形，此时终止妊娠，是比较适宜的。

孕晚期B超看什么

从孕36周到预产期，为安全起见，可以做B超以明确羊水多少和胎盘的功能，以及胎宝宝有无脐带绕颈情况。如果有羊水过少、胎盘老化、胎宝宝脐带绕颈严重等情况，需在孕38周再做一次B超，以确定分娩日期及分娩方式。

孕早期B超检查时要憋尿

孕妈妈可以多喝几杯水，使膀胱充盈起来，以便更好地看清子宫内的情形。在孕3个月后做B超检查时，就不需要憋尿了，还要提前排空尿液。B超是不需要空腹的，所以孕妈妈可以在空腹抽血后吃点东西再做B超检查。

高龄孕妈妈必做B超

对高龄孕妈妈来说，最担心的就是生育一个不健康的宝宝。医生可以在孕妈妈怀孕5个月时进行一次B超检测，能及时发现许多引起先天性缺陷的遗传异常。有些情况可以在出生前或分娩后进行及时治疗。

B超检查对胎宝宝危害极小

目前临床上所应用的B超，其探头发射的超声强度小，而且超声检查的时间短，对胎宝宝的危害极小，不会影响其身体发育。因此，孕妇不必对孕期B超检查产生恐惧心理，适时的B超检查是确保胎儿正常发育的重要手段。

B 超检查并非多多益善

虽然短时间、适度进行 B 超检查不会伤害到胎宝宝，但多做 B 超检查也是不好的。

有些孕妈妈做 B 超的目的不是为了确定胎宝宝健康，而是为了弄清楚胎儿性别，所以不惜到多家医院反复进行 B 超检查，这对母婴均不利。有研究表明，频繁照 B 超、B 超探测时间超过 20 分钟，就会对胎儿产生不可逆的不利影响。所以，建议孕妈妈整个孕期听从医生的建议和指导，如果没有出现异常状况的话，就不要随便做 B 超。

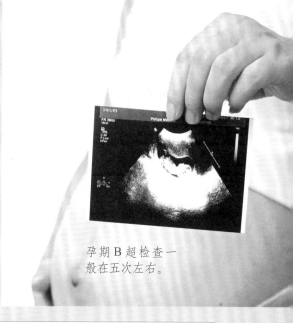

孕期 B 超检查一般在五次左右。

❤➕ 只有医生知道

民间流传从 B 超数据中的孕囊大小可以看性别，其实并没有任何科学依据。孕囊的形状大小是由孕期时间、营养、着床位置、宫腔大小等多种因素决定的。每个孕妈妈的宫腔不同，孕囊的形状自然随着宫腔形状而不同，而且还与孕妈妈检查时的状况有关，例如有的孕妈妈由于憋尿时间较长，子宫被压得扁一些，孕囊的形状也看起来扁一些。另外，有的孕妈妈怀孕时精子和卵子的着床位置正当，有的位置会偏一些，导致孕囊形状也不同。所以，从 B 超数据看孕囊形状大小可知胎儿性别并不靠谱。

超声检查报告

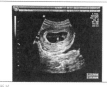 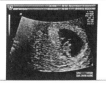

超声所见：

子宫前位，7.0厘米×9.0厘米×5.8厘米大小，宫腔内可见胎囊，3.5厘米×5.7厘米×1.6厘米大小，孕囊内可见胎芽，芽长1.0厘米，可见卵黄囊及心管搏动，胎心率161次/分；胎囊左侧可见条带状暗区，范围约3.2厘米×0.5厘米。子宫肌层回声尚均匀。

双附件区：双附件区未见明显异常回声。

超声提示：

宫内早孕 活胎
超声估计孕 7 周<1 天
宫腔积液

医师签名：
录 入 员：

此报告仅供临床参考，不作证明之用，医师签名有效！检查日期：2013 年 07 月 11 日

孕 3 月

孕 3 月是孕早期的最后一个月,也是胚胎器官形成的关键期,胎宝宝的五官日渐清晰,大脑和内脏器官逐渐发育完成,到本月末胚胎就发育成一个名副其实的胎宝宝了。而此时,孕妈妈的腹部微微隆起,早孕反应强烈,情绪也容易波动。

亲爱的爸爸妈妈:我已经在妈妈的肚子里待了 2 个多月了,已经是个名副其实的胎宝宝了。现在的我还处于器官的形成和发育时期,对外界的各种不良刺激比较敏感,爸爸妈妈一定要保护好我哦!爸爸妈妈可以一起带我去医院做产检了,通过 B 超,我还可以跟你们"见面"呢。

——你们的宝贝

▶ **第 57~59 天**(第 9 周第 1~3 天)

面部有了轮廓

胎宝宝的面部有了大致的轮廓。通过 B 超,可以看到这初具雏形的小人儿。大脑也继续发育,体积越来越大,眼睑即将形成。

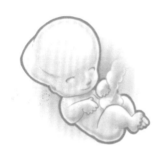

◀ **第 71~72 天**(第 11 周第 1~2 天)

头部占身长的一半

现在,胎宝宝头部变圆,占身长的一半。光看外生殖器还不能辨别胎宝宝的性别。此时,胎宝宝的脸看起来又扁又平,双眼分得很开。

◀ **第 69~70 天**(第 10 周第 6~7 天)

尾巴消失了

胎宝宝尾巴消失,眼睑开始合拢,眼睛半闭着。手指与脚趾间的蹼消失了。胎宝宝的肠开始移动,但大部分还留在脐带里。

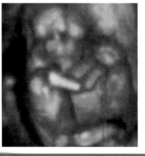

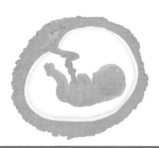

▶ **第 73~74 天**(第 11 周第 3~4 天)

皮肤在增厚

胎宝宝的双眼仍分得很开,不过在头部完成其发育之前这只是个短暂现象。胎宝宝的身体继续伸展,躯干及姿势都变得更直。胎宝宝的皮肤慢慢在增厚,并且变得不那么透明了。

▶ **第 75~77 天**(第 11 周第 5~7 天)

生殖器官开始发育

胎宝宝的骨骼及肌肉生长迅速,身体比例越来越接近新生儿的比例。女胎宝宝阴道开始发育,男胎宝宝阴茎可辨认出来。胎宝宝姿势看起来更直了。

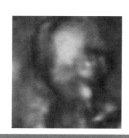

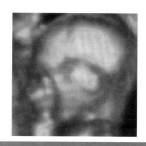

▶ **第 60~61 天**（第 9 周第 4~5 天）

眼睑已经形成

胎宝宝的眼睑已经形成，眼睛结构已经发育得很好（虽然它还没成熟到能进行视觉加工）。胎宝宝基本的身体比例正在发生变化：躯干开始伸长、伸直。

▶ **62~63 天**（第 9 周第 6~7 天）

手指已出现

胎宝宝的手指已出现，不过它们短小且相互之间有皮肤皱褶相连接，好像鸭子的脚蹼。消化系统也初步形成，连着脐带。肠像一根细细的丝线，不仔细看是很难被发现的。

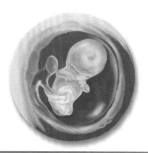

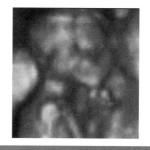

◀ **第 66~68 天**（第 10 周第 3~5 天）

舌头完全成形

胎宝宝的舌头已完全成形。外耳即将完成发育过程。胎宝宝的手指仍短小且有蹼相连。双脚像扇子一样，脚趾之间有蹼。

◀ **第 64~65 天**（第 10 周第 1~2 天）

大脑开始变圆

胎宝宝大脑开始成为人类特有的圆形，且有着深深的沟回。上嘴唇已完全形成。现在，胎宝宝心脏发育的关键时期就要结束了。

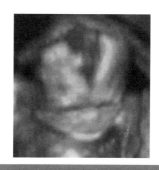

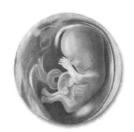

▶ **第 78~81 天**（第 12 周第 1~4 天）

会张开嘴巴

胎宝宝的大脑发育已经基本成形，只是它还会不断地变大。有时候，胎宝宝还会好奇地张开嘴巴。通过嘴巴的张合，不停地吞咽和吐出羊水以获取氧气。

▶ **第 82~84 天**（第 12 周第 5~7 天）

上腭中多骨部分形成

胎宝宝的上腭中坚硬多骨的部分完全形成，它把嘴巴和鼻子分开，胎宝宝的小鼻子已经基本发育好了。

孕 3 月产检

本月，孕妈妈就进入了正式产检的程序。在孕 12 周时，孕妈妈会进行第 1 次正式产检，此次产检的项目比较全，也比较多，孕妈妈可以提前了解产检的项目和注意事项，有助于轻松完成产检。

本月产检项目

产检项目	检查内容和目的
血常规检查	• 如果孕妈妈贫血，不仅会出现产后出血、产褥感染等并发症，还会殃及宝宝，例如易感染、抵抗力下降、生长发育落后等
乙肝六项检查	• 如果孕妈妈是乙肝病毒携带者，那么所生的婴儿，出生 1 年内将有 25%~40% 成为乙肝病毒携带者。若孕妈妈是表面抗原阳性，应告知其怀孕后进行乙肝"三阻断"，可以有效地预防母婴传播，从而将母婴乙肝病毒感染率降低 2/3
尿常规检查	• 尿检有助于肾脏疾患早期的诊断
体重检查	• 如果体重增长过快，医生就会给孕妈妈开出控制饮食的方案，当然如果体重增长过少，医生也会建议孕妈妈多补充些营养
多普勒听胎心音	• 怀孕第 12、13 周时，已经能听胎心音
"四毒"检查	• 检查内容包括：风疹病毒、巨细胞病毒、弓形虫病毒、单纯疱疹病毒
艾滋病病毒检查	• 孕妈妈感染艾滋病，病毒可以通过胎盘传染胎儿或分娩时经产道出生后经母乳传染新生儿
梅毒血清学检查	• 预防梅毒造成流产、早产、新生儿先天性梅毒

注：以上产检项目可作为孕妈妈产检参考，具体产检项目以各地医院及医生提供的建议为准。

专家解读产检报告

这次产检要进行抽血，目的是检查有无传染病、肝肾功能不全以及是否贫血等。如果发现红细胞和血红蛋白的数量减少到一定程度，则是贫血。报告单上，箭头朝下表明低于正常值，箭头朝上则表明高于正常值。

在胎宝宝 12 周的时候，可以听到像马蹄声一样的心跳。正常的胎心次数在 120~160 次 / 分钟，如果胎心次数小于 120 次 / 分钟或大于 160 次 / 分钟，可休息 10~20 分钟，再重新听一次。

让你一次就通过的小秘密

正确、科学抽血的小秘密

1. 抽血的前一天，最好洗个澡或将双手手臂洗干净，这样抽血时消毒效果会更好，可避免伤口感染。

2. 抽血当天，不要穿袖口过紧的衣服，可避免抽血时衣袖卷不上来，或抽血后衣袖过紧引起手臂血管血肿的情况。

3. 有需要空腹抽血的项目时，孕妈妈尽量将产检安排在上午。空腹血通常是指清晨未进餐，距前一餐 8~12 小时抽的血。

4. 抽血前不要大量服用维生素，否则会导致结果失真。

孕9周 健康饮食很重要

从本周起，进入了孕早期的最后一个月，胎宝宝也进入了关键发育期，孕妈妈一定要加强营养的摄取，为胎宝宝提供均衡而充足的能量。

营养：胎宝宝脑部、骨骼发育必备营养素

进入了孕3月，胎宝宝的大脑和骨骼开始发育，胎宝宝脑细胞发育非常活跃，而孕3~6月是脑细胞迅速增殖的第一阶段，称为"脑迅速增长期"。因此，为促进胎宝宝正常发育，应从本周开始重点从食物中补充钙、DHA等。

多吃些鱼，补充DHA

鱼肉含有丰富的优质蛋白质，不但易于消化，而且维生素和矿物质的含量也很丰富。鱼肉还含有两种不饱和脂肪酸，即二十二碳六烯酸（DHA）和二十碳五烯酸（EPA），这两种不饱和脂肪酸对大脑的发育非常重要。孕妈妈多吃鱼，有益于胎宝宝机体和大脑的健康成长。

及时补充钙质，对孕妈妈和胎宝宝都好

本周，胎宝宝需要大量钙质发育骨骼，如果供给不足，胎宝宝就会抢夺孕妈妈体内储存的钙，导致孕妈妈缺钙；钙缺乏严重时，胎宝宝也容易得"软骨病"。因此，继续补充钙质对胎宝宝的骨骼发育有帮助。

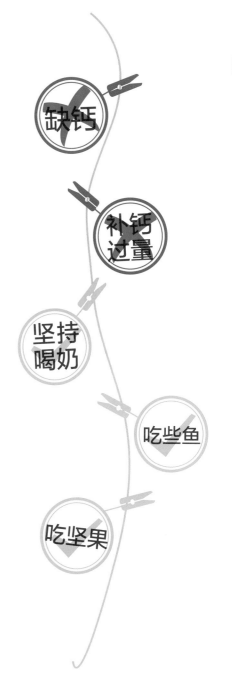

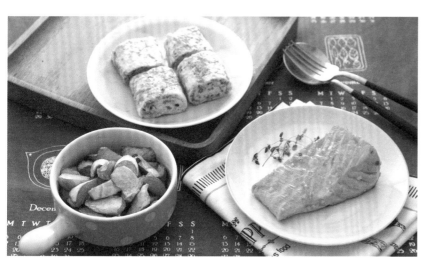

生活：正确应对日常的"小异常"

孕9周，胎宝宝还在不断地发育成长，孕妈妈也在发生着变化，孕妈妈会发现近期容易出现一些与孕前不同的"小异常"，如何应对它们成了孕妈妈担心的问题。

尿频怎么办

本月，孕妈妈仍会受到孕激素的影响，而且增大的子宫主要位于骨盆腔内，压迫膀胱，影响其贮存尿液，因此孕妈妈会出现尿频的现象。只要没有尿急、尿痛、尿不尽的症状，孕妈妈就不必紧张。建议饮食口味不要太重，睡前排空尿液。有流产史的孕妈妈，孕早期尽量多卧床休息，不要过分紧张。

如何应对轻微感冒头痛

仅有鼻塞、轻微头痛的轻度感冒的孕妈妈一般不需用药，应多饮开水，充分休息，一般很快自愈。如果有高热、烦躁等症状要马上去看医生，在医生指导下采取相应措施对症处理，切不可盲目用退热剂之类的药物。

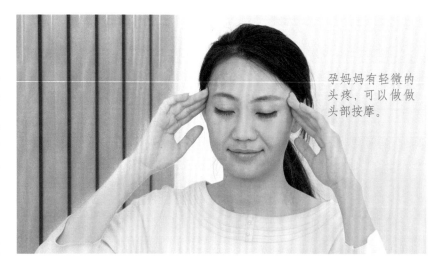

孕妈妈有轻微的头疼，可以做做头部按摩。

自然面对嗜睡

孕早期，孕妈妈总会觉得很疲惫，眼皮也经常"打架"，总也睡不够似的。其实这是体内激素分泌变化的影响，一般会延续到怀孕3个月以后才能缓解。

所以，孕妈妈晚上睡觉的质量要高，尤其不能再熬夜了。工作期间觉得累了，可以闭目休息片刻，也可以站立起来舒展肢体，或出去做短暂的散步。

阴道分泌物增多，可以用药物冲洗吗

很多孕妈妈会在孕3月发现阴道分泌物增加了，这是体内孕激素持续旺盛分泌导致的，是正常现象，孕妈妈不必惊慌。随着体内糖原的增加和多种激素的影响，孕妈妈可能还会出现外阴瘙痒及灼热症状，此时使用清水清洗外阴可缓解症状。

孕妈妈需要注意，除非是特别医嘱，孕妈妈最好不要用药物或冲洗液清洗外阴和阴道。如果孕妈妈出现外阴瘙痒严重，或者分泌物有异味的情况，可能是炎症影响，应向医生咨询，查明原因后，决定是否治疗。

专家说：远离噪声污染

孕妈妈都知道要小心地避开对胎宝宝不利的环境，但往往会忽略噪声污染。噪声作为外环境的一种，对孕妈妈和胎宝宝的神经系统、心血管系统、胃肠功能以及情绪都有一定的不良影响，孕妈妈和家人一定要注意，妊娠期理想的声强环境是10~35分贝。

噪声对胎宝宝有哪些危害

孕妈妈受噪声影响会导致胎心加快，胎动增加，对胎宝宝极为不利，并导致孕妈妈内分泌功能紊乱，诱发子宫收缩而引起早产、流产、新生儿体重低及先天性畸形；噪声的刺激，还会引起孕妈妈神经细胞的改变，继而影响胎宝宝神经系统的正常发育。

胎宝宝的内耳蜗处在生长发育阶段时，大量低频率噪声会影响胎宝宝耳蜗发育，胎宝宝内耳受到噪声影响，可能使脑的部分区域受损，继而严重影响大脑的发育。所以，在孕期，孕妈妈要远离噪声，避免长期处于噪声的环境中。

噪声对孕妈妈的危害

接触噪声的孕妈妈容易出现特别剧烈的恶心、呕吐等早孕反应，以至于影响进食，有的甚至需要输液治疗。而且有的接触噪声的孕妈妈在怀孕的后期比普通孕妈妈更容易得高血压疾病，主要表现是血压高、浮肿和蛋白尿。

尽可能降低噪声

要想让孕妈妈顺利度过妊娠期，并有一个健康的宝宝，就要尽力造就一个相对安静的环境。尽管在目前的生活条件中，要完全做到这一点还是比较困难，但是在生活和工作中，孕妈妈一定要尽可能创造条件，把接触噪声的机会降到最小限度，注意做到以下几点：

1.必要时可临时调换居住地点，如躲开机场或纺织厂。

2.周末不要到交通拥挤、人流量大的闹市区，更不要去歌舞厅等喧闹嘈杂的娱乐场所。

3.把家中的电视机、音响音量调小。

4.必要情况下，戴上耳机，关好门窗，静下心来休息片刻。

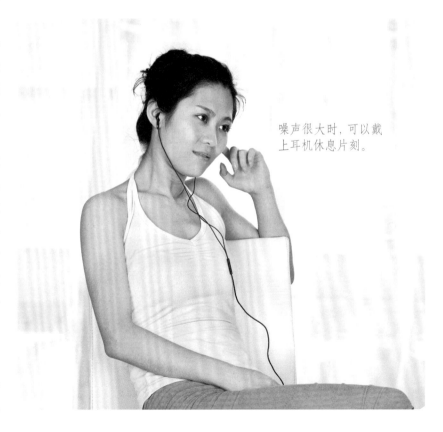

噪声很大时，可以戴上耳机休息片刻。

孕 10 周 呵护自己

本周，孕妈妈容易出现孕期疲劳、嗜睡、早孕反应加重、身体不适等问题，孕妈妈一定要及时做出调整，将状态调整到最佳的同时，也呵护好你自己。

营养：呵护自己从好好吃饭开始

本周，很多孕妈妈还会有孕吐严重、吃不下饭的情况，这时应当注意调整饮食习惯，尽可能地多吃些营养食物。

吃饭要细嚼慢咽

食物未经充分咀嚼，进入胃肠道之后，与消化液的接触面积就会缩小。食物与消化液不能充分混合，会影响人体对食物的消化、吸收，食物中的大量营养没有被吸收，只能是白白浪费。所以，孕妈妈为了自己和胎宝宝的健康考虑，要做到细细嚼、慢慢咽，让每一种营养都充分地为身体所用。同时，细嚼慢咽还可以避免进食过量。

生活：穿对内衣舒适过好每一天

本周还属于有强烈早孕反应的时期，而且随着孕周增加，孕妈妈会出现种种不适，孕妈妈在及时进行调节的同时，也要放松心情，开心舒适地过好每一天。

该换内衣了

这周开始，孕妈妈受激素影响，身体开始慢慢变形了，从外观上看，孕妈妈的肚子微微隆起，腰部会变得更粗，胸部也会增大，需要穿宽松的衣服了，特别是贴身穿着的内衣，孕妈妈应及时更换。需要注意的是，孕妈妈应选择纯棉质地的内衣，宜购买孕妇专用的、大小合适的文胸和内裤。

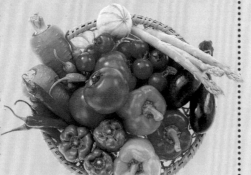

素食孕妈妈怎样补充营养

素食孕妈妈有些营养比较缺乏，比如肉类中含量较多的蛋白质、维生素 B_2、维生素 B_{12}、维生素 D、钙、铁等，素食食品中含量较少，需要注意补充。

不过营养补充的方式也并不复杂，只要能保证每天摄入 250~500 克谷类和薯类食物、250 克左右豆类、250~400 克黄绿色蔬菜、30~90 克坚果、适量的水果，特别是含维生素 C 的水果，然后每周吃 3 次补充矿物质和维生素的强化食品，如海产品、豆奶等就可以了。

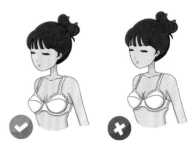

宜舒服　　　　不宜过紧

专家说：怀孕与美丽可以兼顾

怀孕了,更要注意皮肤和身体的保养和护理,每天都要清清爽爽,干干净净的,会让孕妈妈更加自信。

细心护肤变身"孕美人"

怀孕后更要注意皮肤的保养,细腻、亮白的肌肤会让你的魅力大增,从现在开始,认真对待自己娇嫩的肌肤吧。

第1步:洗脸。洗脸可是皮肤护理最基础、最关键的一步。怀孕后,皮肤的自我调节能力也会变差,脸上看起来粗糙、暗淡、没有光泽,改变这种状况的小诀窍就是做好皮肤的清洁工作。孕妈妈可以选择市面上专为孕妇设计的清洁用品,早晚各洗一次脸,温和地去除脸上的污垢。如果本身是油性皮肤的孕妈妈,就要在一天内多清洗几次,用清水洗即可。洗脸时要采用打圈手法,彻底清洁的同时也做了初步的养护,可使后续护肤更加有效。

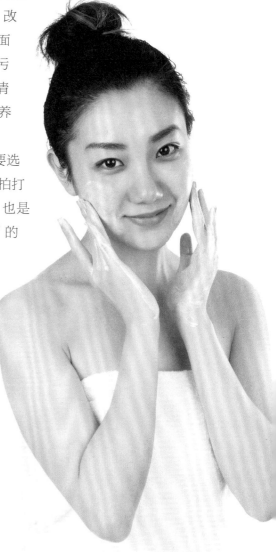

第2步:润肤、活肤。洁面之后,可使用润肤水或保湿水,一定要选用孕妇专用的。用化妆棉蘸取少量的"水"擦拭面部,也可将润肤水拍打在脸上,这不仅是对肌肤进行二次清洁,去掉残留的死皮、黑头等,也是让皮肤快速充盈、充满弹性的手段。而且,这一步还具有"承上启下"的作用,为肌肤更好地吸收后面的营养成分做准备。

第3步:深层滋润肌肤。滴几滴孕妇专用的润肤乳或者保湿精华,均匀地拍在脸上,不仅可以使肌肤更滋润,还能帮助改善敏感脆弱的肤质,提亮肤色。

天然无刺激的护肤品可以用

一怀孕,有些孕妈妈就舍弃了所有的护肤品,这让那些原本爱美爱保养的孕妈妈很不舒服。其实,孕期不能用护肤品的观念是错误的,因为那样对皮肤的损伤更大,一旦导致皮肤严重缺水或是斑块形成,此后都很难恢复。

孕妈妈完全可以选择没有刺激成分、不含香料的保湿润肤品,也就是人们常说的"基础类保养品"。现在市面上有孕妇专用护肤品,孕妈妈需要到正规商场或超市选择正规品牌的产品。

孕 11 周 一举一动需小心

时间过得很快，孕 3 月已经过去一半了，在不久的将来就要迎来稳定的孕中期，在孕早期的最后两周，孕妈妈仍然要小心，从饮食、生活方面保护好胎宝宝。

营养：保护胎宝宝要吃什么

现在正是胎宝宝器官的形成和发育时期，也是孕妈妈早孕反应强烈的时期，这时候为了满足胎宝宝的成长所需、保证胎宝宝健康发育，该怎么吃成了大问题。

吃些抗辐射的食物

电脑、电视等各种电器都能产生辐射，辐射对细胞分裂有破坏作用，在孕早期会损伤胚胎的微细胞结构，生出畸形胎儿的概率也大大增加。所以，孕妈妈应注意远离这些电器。此外，孕妈妈还应注意多食用一些富含优质蛋白质、磷脂、B 族维生素的食物，例如豆类、豆制品、鱼、虾、粗粮及绿色、深色蔬菜等，能有效提高孕妈妈身体的抗辐射能力。

孕早期正确吃酸

孕妈妈嗜酸有益，因为酸味食物可刺激胃液分泌，提高消化酶的活性，能改善孕早期内分泌变化带来的食欲下降以及消化功能不佳的状况。酸性食物还可提高钙、铁和维生素 C 的吸收率，有助于胎宝宝骨骼、脑及全身器官的发育。

喜吃酸食的孕妈妈，最好选择既有酸味又营养丰富的西红柿、樱桃、杨梅、石榴、橘子、酸枣、葡萄、青苹果等新鲜蔬果。

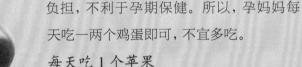

不宜多吃鸡蛋

孕妈妈吃鸡蛋过量，摄入蛋白质过多，容易引起腹胀、食欲减退、消化不良等症状，还会导致胆固醇增高，加重肾脏的负担，不利于孕期保健。所以，孕妈妈每天吃一两个鸡蛋即可，不宜多吃。

每天吃 1 个苹果

在孕早期，孕妈妈的早孕反应比较严重，口味比较挑剔。这时候不妨吃个苹果吧，不仅可以生津止渴、健脾益胃，还可以有效缓解孕吐。

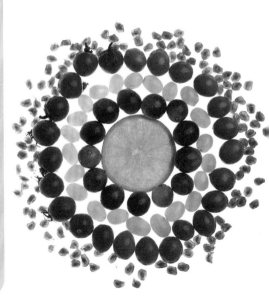

生活：安全出行

现在，母亲的天性使孕妈妈有意无意地保护着自己的肚子，虽然已经知道少到人多的地方去，但是上班或者出行总是难以避免。现在就让我们来"预习"一下上班路上可能遇到的种种隐患，打好孕期出行的保卫战！

走路一族

走路上班的孕妈妈单位离家不会太远，步行上班还可以健身。但每次步行上班的时间不宜过长，一般以不超过 30 分钟为宜，而且行走时速度不能太快，以免绊倒摔跤。

自行车一族

平时喜欢骑自行出行的孕妈妈，一旦怀孕，就不适宜骑自行车。因为骑自行车使腹部受压，易导致盆腔充血，不利于胎宝宝发育。而且若路面不平坦，骑车上下颠簸，还会增加子宫震动，不利于胎宝宝在子宫内的稳定。

公共交通一族

首先，最好能避开上下班乘车高峰期，以免拥挤，腹部受到挤压撞击。其次，应视情况需要，主动向别人要座位，以免紧急刹车时失去平衡而摔倒。还有一点很重要，那就是到站后，一定要等车完全停稳后再下车。

自驾车一族

自己开车上班的孕妈妈，一要避免安全带直接勒压腹部，应将其贴在耻骨、腹股沟的位置；二是驾驶姿势不能过于前倾，以免腹部受到压迫，引发流产或早产；三要避免紧急制动、紧急转向。

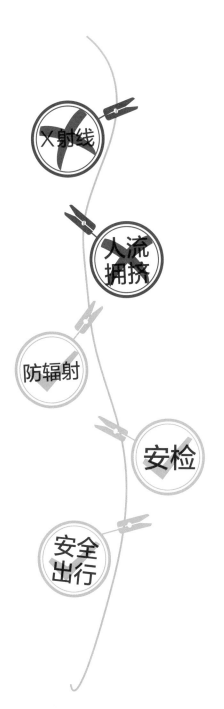

X 射线

人流拥挤

防辐射

安检

安全出行

安检对孕妈妈有影响吗

孕妈妈在乘坐地铁、飞机等交通工具时需要过安检，很多孕妈妈担心安检会对胎宝宝造成影响。正常情况下，地铁、飞机场里对人进行安检的都是金属探测仪，辐射量很微小，不会对人体造成影响。

不过，国外有些机场采用 X 射线安检，要在这样的机场乘坐飞机时，孕妈妈应向工作人员说明情况，走绿色通道。

专家说：放松心情，快乐孕期

孕妈妈可能从出现早孕反应开始就感到焦虑、情绪起伏波动大，不过，随着孕周的增加，孕妈妈身体上更多的变化，各种各样的情绪和压力都会接踵而至，所以孕妈妈一定要提前做好减压的心理准备。

孕期情绪与胎宝宝息息相关

孕妈妈的不良情绪不利于胎宝宝的健康和心智发展，因此孕期孕妈妈要尽量保持一个好心情，这对孕妈妈和胎宝宝都十分有好处。经常保持良好情绪的孕妈妈，体内的有益物质会让孕妈妈的身体处于最佳状态，十分有益于胎盘的血液循环供应，能够促使胎宝宝稳定地生长发育，并且不易发生流产、早产及妊娠并发症。

孕妈妈的好心情还能使自己食欲增强，预防孕期抑郁，有利于安胎和养胎。孕妈妈的好心情对胎宝宝的性格养成有较好的影响，这些胎宝宝出生后大多性情平和，情绪稳定，不经常哭闹，能很快地形成良好的生理规律，如睡眠、排泄、进食等，一般来讲智商、情商都较高。

好方法给孕妈妈更多好心情

有心理压力的孕妈妈，要给自己找一个快乐的理由，多想些开心的事情，多做些自己感兴趣的活动，孕妈妈可以尝试以下方法：

买一本关于编织的书，买些五颜六色的毛线，学着为小宝宝织点小东西，这个过程会让你很兴奋，也很有成就感。

每天或每周记一次怀孕日记，记录下你的体重，你的日常饮食安排，你的感觉和变化，还有你对宝宝的畅想。

读一些自己感兴趣的书，如让你开心的漫画书，或漂亮的图文书。

选几本怀孕育儿的书，多学习会让你对自己更有信心。

每天照着孕期营养食谱做几个自己想吃的菜，到孕期结束，你会突然发现自己厨艺大增。

听一些放松心情的音乐，这也是音乐胎教的重要一环。

🏥 只有医生知道

虽说焦虑、愤怒、紧张等坏情绪对母子不利，但是孕妈妈偶尔的不良情绪是正常的，对胎宝宝没有什么影响，孕妈妈不必大惊小怪。真的有孕妈妈晚上因为看了枪战片半夜到医院挂急诊，询问电视里的枪声会不会震坏胎宝宝的耳朵；还有的孕妈妈一时嘴馋，吃了一次麻辣香锅，总觉得胎宝宝不正常，来医院又是好一通检查，孕妈妈和胎宝宝都得不到很好的休息，反倒不利于胎宝宝的发育和孕妈妈的健康。

其实在保护胎宝宝这件事上，孕妈妈应从思想上轻视它，从行动上重视它。不要有太大的心理负担，平时做好防护工作即可。

另外，平时可以吃一些能够安神的新鲜食物，对缓解孕妈妈心烦气躁等不良情绪有利，如莲藕、百合等。

糖醋莲藕

原料：莲藕1节，料酒、盐、白糖、醋、香油各适量。

做法：①莲藕去节、削皮，切成薄片，用清水漂洗干净。②油锅烧热，倒入藕片翻炒，加入料酒、盐、白糖、醋，继续翻炒，待藕片熟透，淋入香油即成。

注意事项：莲藕要挑选外皮呈黄褐色、肉肥厚而白的。如果发黑、有异味，则不宜食用。煮藕时忌用铁器，以免引起食物发黑。脾虚胃寒、易腹泻的孕妈妈不宜食用生藕。

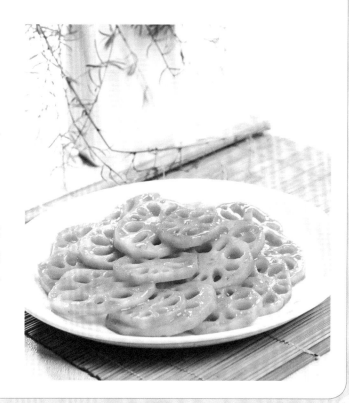

孕 12 周 安全度过危险期

孕早期的 3 个月，是胎宝宝器官分化的关键阶段，也是胎宝宝最为脆弱的阶段。若孕 3 月平安度过，胎盘完全形成，孕妈妈就可以轻松地进入相对稳定的孕中期了。

营养：喝水也有讲究

多喝水对孕妈妈有好处，但是孕期喝水不仅仅是"多喝"那么简单。喝什么水，怎么喝，什么时候喝，都有讲究。

孕期为什么要多喝水

水是孕妈妈身体中的运输系统，通过血液把营养带给胎宝宝，同时带走胎宝宝和孕妈妈自身的代谢物。多喝水，尿液会保持较稀的浓度，减少感染风险。水还可以改善便秘，并有助于防止痔疮。

这样喝水才健康

1. 每天 8 杯水：一般孕妈妈每天可喝 1~1.5 升水，但不能超过 2 升，孕晚期以 1 升以内为宜。

2. 早晨 1 杯新鲜温开水：早饭前 30 分钟，以小口慢喝的方式喝 200 毫升 25~30℃的新鲜温开水，可以温润胃肠，刺激肠胃蠕动，有利定时排便，防止痔疮、便秘。

3. 不渴也要常喝水：口渴说明体内水分已经失衡，体内细胞脱水已经到了一定的程度。孕妈妈喝水无需定时，次数不限。

4. 反复煮沸或久沸的水不能喝：反复煮沸的水中的亚硝酸盐以及砷等有害物质的浓度相对增加，喝了以后，有可能会导致中毒。

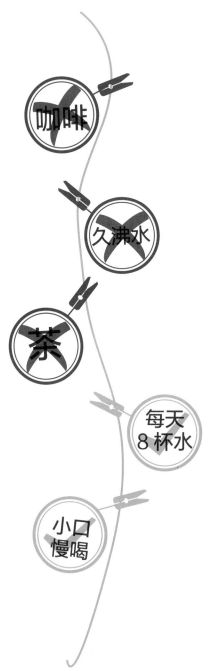

不宜喝的饮料

忌饮含咖啡因的饮料：咖啡因会降低血液流入子宫的速度，从而导致供氧气量与营养成分降低，影响胎宝宝发育。

忌喝绿茶：绿茶含有阻止新血管增生的成分，对于孕妈妈来说，此时身体需要依靠新血管增生来孕育胎宝宝，如果孕妈妈喝绿茶，会严重影响胎宝宝的生长发育。

生活：开启孕期生活新方式

马上就要进入孕中期了，孕妈妈的腹部渐大，在日常生活中可能会遇到诸多不便，不妨改变孕期生活的方式，让孕妈妈更轻松。

以最佳方式做家务

怀孕之后做适度的家务劳动可以活动身体，有助于分娩。但毕竟腹中多了个小生命，孕妈妈身体的灵活度及体力都大不如前，做家务也要牢记正确方法。

孕期做家务应以舒缓为原则，可适当降低清洁要求，以缓慢舒适、不直接压迫到肚子的姿势作为最基本的原则。最好能将时间妥善安排，分段进行。

孕期家务事指南：

1. 不要长时间站立，在做了15~20分钟家务后，要休息10分钟左右。

2. 不要登高打扫卫生，也不要搬抬沉重的东西。

3. 弯着腰或长时间蹲着的活也要少干或不干，扫地时使用手柄较长的扫把。

4. 不要长时间和冷水打交道。

5. 容易打滑的地方要远离，必要的话做好防滑准备。

6. 晾衣服用升降式晾衣架或让准爸爸代劳，尽量避免向上伸腰的动作。

防辐射服，穿还是不穿

现代办公多用电脑，很多孕妈妈担心胎宝宝受到辐射影响，在孕期，甚至孕前就开始穿防辐射服了。但实际上防辐射服并不像它所宣传的那么有用。有实验证明，目前市场上的防辐射服对单一来源的辐射有效，比如将手机放到折好的防辐射服里，手机很可能没有信号，然而生活中的辐射来自四面八方，辐射在防辐射服内经反射，信号反而被防辐射服收集，加大了防辐射服内的辐射量。

不过，已经开始穿防辐射服的孕妈妈们也不必担心，目前，各种电器的辐射量都远远低于安全标准，即使穿上防辐射服也是安全的。穿不穿取决于孕妈妈心情，虽然实验已证明防辐射服对多源辐射没用，但如果孕妈妈觉得穿防辐射服能让自己更安心，那么穿上也无妨。

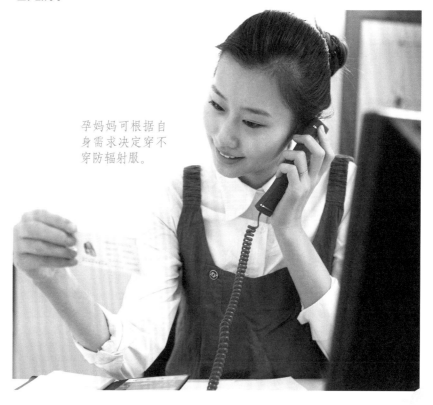

孕妈妈可根据自身需求决定穿不穿防辐射服。

专家说：出现危险症状及时就医

孕早期胎盘还不稳固，胎宝宝对来自各方面的影响特别敏感，一旦出现以下异常情况，孕妈妈需要第一时间就医，以免引起流产。

剧吐

持续出现恶心、频繁呕吐、不能进食、明显消瘦、自觉全身乏力等症状，就必须就医。剧吐会影响孕期的营养吸收，引起血压下降、尿量减少、脱水、电解质紊乱等不良反应，严重时会损害肝肾功能，影响胎宝宝的营养吸收和生长发育。缺乏经验的孕妈妈容易将此视为正常孕吐，往往想不到就医。

腹痛

孕早期出现腹痛，特别是下腹部痛，首先应该想到是否是妊娠并发症。如果症状是阵发性小腹痛，伴有见红，可能是先兆流产；如是单侧下腹部剧痛，伴有见红及昏厥，可能是宫外孕。如果孕期出现上述两种腹痛，一定要及时去医院治疗，盲目采取卧床保胎的措施是不可取的。

见红

少量断断续续的流血称见红，如有见红但无腹痛，可以先卧床休息。如休息后见红仍不止或反而增多，应立即去医院检查胚胎发育是否良好，流产是否可以避免，以确定治疗方案。如果出血量超过月经量，更是不正常，此时要注意是否有组织物排出，如果有，应立即去医院，并把阴道排出的组织物一并带去，方便医生诊断。孕期出现见红应及时告知医生，切勿讳疾忌医。

体温升高

发热是常见的致畸因素。温度越高，持续越久，致畸性越强。因此，孕早期要注意冷暖，少去空气不洁、人员拥挤的公共场所。另外，高温作业、桑拿浴、热盆浴等也是造成体温升高的原因，这些活动均不适于孕早期的孕妈妈。

头晕

发生在孕早期的头晕，多无不良后果。这多是由于怀孕后，孕妈妈的血容量增加，血液相应地稀释而形成生理性贫血，使孕妈妈感到头晕。但如果经常出现这种现象，就有患贫血、低血压、高血压、营养不良或心脏病的可能，应及时就医检查，以免发生危险。

发现卵巢肿瘤

有些孕妈妈在产检时发现患有卵巢肿瘤，先不要慌，听从产检医生的建议进行观察或治疗，因为较大的卵巢肿瘤可引起流产，所以，孕妈妈要与妇科医生保持密切联系，随时向医生反馈情况，一旦出现绞痛、腹部不适、腹部异常膨大、腹水等情况发生，必须尽快就医。

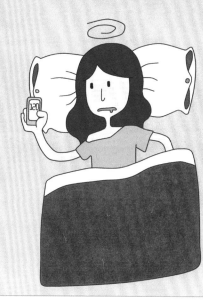

患有卵巢肿瘤的孕妈妈若有不适时应尽快就医。

 ## 只有医生知道

胎盘的生长形成许多血管，有时候会有一些微血管破裂导致阴道有轻微出血。少量的、短暂的、无痛的阴道出血，且没有其他不适症状的情况下，孕妈妈不必过度紧张。但如果阴道持续或间歇性地"见红"，还伴有腹痛，这是葡萄胎自然流产的症状，应立即就医。

葡萄胎是指怀孕之后，子宫内没有胎儿生长，只在胎盘内生长一粒粒水泡，类似葡萄而得名，所以又称为水泡状胎。通过 B 超检查，可以明确诊断是否为葡萄胎，一旦确诊，需马上进行刮宫手术。可能会进行一次或多次刮宫手术，以完全清除子宫内的不正常细胞。等完全康复，最好过两年再怀孕。

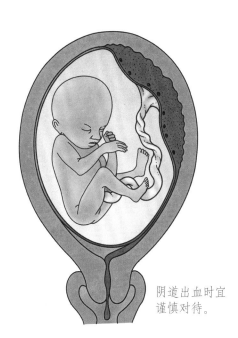

阴道出血时宜谨慎对待。

孕 4 月

孕 4 月，胎宝宝进一步发育，他的脸部特征越来越明显了，肝脏、肾脏也开始工作了，而且还可以听到胎心音了，胎宝宝的胸部能做有规律的收缩运动，胃肠道的功能充分发育，不但可以吸收水分，还可以将吸收不了的物质运往大肠。

亲爱的爸爸妈妈：我的主要内脏器官基本上已经形成，我已经安稳地度过危险的孕早期了，妈妈的早孕反应是不是在慢慢减轻？胃口是不是越来越好了呢？我正处于快速生长发育阶段，妈妈要均衡摄入营养。我在妈妈肚子里一天天长大，也能做各种各样的活动了，妈妈可能会感觉到我的"大动作"了。我也喜欢爸爸的声音，希望爸爸多陪妈妈散散步，多给我讲讲外面的事情吧。

——你们的宝贝

▶ **第 85~86 天**（第 13 周第 1~2 天）

外生殖器已经发育完善了

胎宝宝的外生殖器已经发育完善，能够很清晰地辨别出性别了，不过不管是男孩还是女孩，都是孕妈准爸的宝贝。

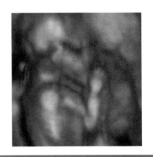

◀ **第 99~100 天**（第 15 周第 1~2 天）

开始练习呼吸、吞咽和吮吸

胎宝宝已可以练习呼吸、吞咽及吸吮动作，部分羊水会被胎宝宝吸入，这些羊水会被胎宝宝日趋成熟的消化道消化吸收。

◀ **第 96~98 天**（第 14 周第 5~7 天）

口部发育进展大

胎宝宝口部发育有极大进展，用来吸吮的肌肉使得双颊丰满起来。牙床已经在牙肉里发育了，喉也开始形成了。

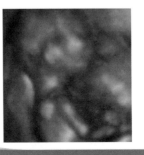

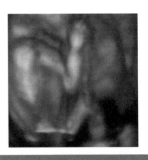

▶ **第 101~102 天**（第 15 周第 3~4 天）

小人儿更加灵活了

胎宝宝持续的发育使得他比以往更加灵巧活泼了，自己玩儿得非常好，他可以转头、张嘴、咂嘴唇，这对于一个只有 30 克左右的小人儿来说已经很不错了。

▶ **第 103~105 天**（第 15 周第 5~7 天）

胎宝宝会踢腿了

这时候，胎宝宝的腿和脚都已经有了相当大的活动幅度，他会踢腿，把脚朝里转又朝外转，也会弯脚趾头了。

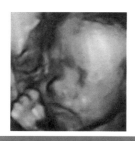

▶ **第 87~88 天**（第 13 周第 3~4 天）

脾脏发育成形

胎宝宝的脾脏已经发育成形，它的
形状像一朵奇怪的蘑菇，通过脾脏，
胎宝宝可以清除自身老化的血细胞，
并制造抗体提高自身免疫力。

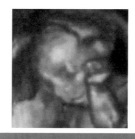

▶ **第 89~91 天**（第 13 周第 5~7 天）

乳牙及牙槽形成

胎宝宝牙龈内全部 20 颗乳牙及牙槽形
成。胎宝宝的肠开始形成褶皱，且开
始长出连成一片的绒毛（位于肠内层，
用来吸收养分）。

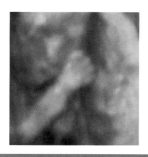

◀ **第 94~95 天**（第 14 周第 3~4 天）

胎宝宝开始自由活动了

胎宝宝现在已经相当活跃了，他可以在孕
妈妈的肚子里来回翻滚、轻松移动了。另
外，胎宝宝的内脏基本都已经发育好，并
开始工作、发挥作用了。

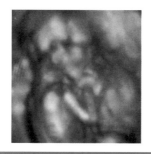

◀ **第 92~93 天**（第 14 周第 1~2 天）

胎宝宝开始练习呼吸

胎宝宝在子宫里练习着呼吸运动，羊水
被吸进肺里又被呼出。羊水对肺部中气
囊的形成有着必不可少的作用。

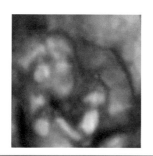

▶ **第 106~108 天**（第 16 周第 1~3 天）

颈项变直

快速稳定的发育在这周里继续进行，两天
后，胎宝宝的颈项会变直，这是因为有更
多的骨头形成了，背肌也变得更强壮一些。

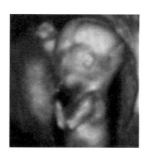

▶ **第 109~112 天**（第 16 周第 4~7 天）

躯体发育加快

前段日子胎宝宝的脑袋发育得特别快，现在它
已经趋于完善，所以发育的速度会有所减慢，
这个时候，胎宝宝的身体在以前所未有的速度
发育着。

孕4月产检

在孕4月里，孕妈妈需要做的检查项目有很多，其中有一项重要的检查——唐氏筛查。在进行唐氏筛查时，孕妈妈不要太过紧张，唐氏症胎儿的患病率比较低，绝大多数胎宝宝都正常。做过这项检查后，孕妈妈就可以更坦然、更安心了。

本月产检项目

产检项目	检查内容和目的
尿常规检查	• 便于医生了解肾脏的情况
血常规检查	• 如果孕妈妈贫血，不仅会出现产后出血、产褥感染等并发症，还会殃及宝宝，例如易感染、抵抗力下降、生长发育落后等
B超检查	• 主要了解胎宝宝生长发育的大体情况，排除发育异常
水肿检查	• 如果出现下肢水肿，指压时有明显凹陷，休息后水肿不消退时，建议赶紧测量血压，以防妊娠高血压疾病
唐氏筛查	• 唐氏筛查是化验孕妈妈血液中的甲胎蛋白（AFP）、人绒毛膜促性腺激素（HCG）、游离雌三醇（uE3）和抑制素A（Inhibin A）的浓度，并结合孕妈妈的年龄，运用计算机精密计算出每位孕妈妈怀有唐氏症胎儿的概率
测量宫高、腹围	• 测宫高和腹围，是最直接地获得胎宝宝生长数据的方式。每次产检时都要测量宫高及腹围。测量方法都是一样的

注：以上产检项目可作为孕妈妈产检参考，具体产检项目以各地医院及医生提供的建议为准。

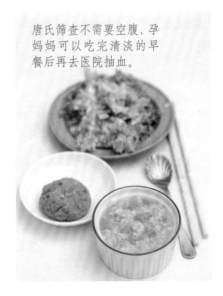

唐氏筛查不需要空腹，孕妈妈可以吃完清淡的早餐后再去医院抽血。

专家解读产检报告

HCG：为人绒毛膜促性腺激素的浓度，医生会将这些数据连同孕妈妈的年龄、体重及孕周通过计算机测算出胎宝宝唐氏综合征的危险度。

AFP：是女性怀孕后胚胎肝细胞产生的一种特殊蛋白，作用是维护正常妊娠，保护胎宝宝不受母体排斥（起保胎作用）。

让你一次就通过的小秘密

做唐氏筛查的小秘密

做唐氏筛查时无需空腹，但与月经周期、体重、身高、准确孕周、胎龄大小有关，最好在检查前向医生咨询其他准备工作。另外，有些医院并没有做唐氏筛查的资质，需提前了解。

孕 13 周 胃口好起来了

从孕 4 月开始，孕妈妈终于度过了危险的孕早期，开始进入相对舒适、稳定、安全的时期了。此时孕妈妈的早孕反应逐渐减轻，胃口也逐步好起来，是不是深刻体会到做一个孕妈妈的快乐和幸福了呢？

营养：胃口好了也别敞开了吃

经过了 2 个月左右的孕吐时光，孕妈妈终于守得云开见月明，突然发现自己对某些气味和食物不再讨厌了，即使吃些油腻的食物也不再有呕吐感了。

胃口大开

很多孕妈妈在孕早期被孕吐折磨得死去活来，甚至看见食物都会觉得恶心。可是，一旦孕吐结束，孕妈妈就会变得胃口大开，食欲好得似乎可以吞下一头牛。而且，孕妈妈在食量大增的同时，似乎对所有的食物都会表现出极大的热情。但是，无论如何，孕妈妈在饮食上都不能随心所欲，猛吃猛喝不仅会给肠胃带来负担，也会导致体重过度增加，对胎宝宝发育也没有益处。

本周开始重点补充钙和铁

钙、维生素 D：现在是胎宝宝长牙根的时期，对钙的需求量增加。因此，继续补充维生素 D 和钙质，对宝宝拥有一口好牙极其重要。

富含钙的食物有牛奶、奶酪、鸡蛋、豆制品、虾皮、芝麻等。富含维生素 D 的食物有海鱼、动物肝脏、蛋黄和瘦肉等。

铁：此时，胎宝宝对铁的需求量较大，致使母体循环血量增加，容易出现贫血的症状。孕妈妈一旦发现自己有心慌气短、头晕乏力

芝麻全麦饼干
有补钙的功效。

孕妈妈巧吃零食

本周开始，孕妈妈胃口大开，易产生饥饿感，此时孕妈妈可备一些零食，既能给身体及时补充能量，又有益于胎宝宝的发育。不过，孕妈妈选择零食应讲究技巧，不要摄入大量油炸、高热量零食，如薯片、薯条等膨化食品。孕妈妈的零食应该根据自身情况，选择一些坚果和新鲜水果，如核桃仁、红枣、黄瓜、西红柿或者蔬果汁，以及全麦面包，麦片制成的小饼干、麻花等。

生活：练习瑜伽好处多

　　孕期的运动以轻柔为主，很多孕妈妈都想到孕期瑜伽。的确，孕期瑜伽好处多多。但孕期瑜伽什么时候开始好呢？练习过程中又要注意什么呢？就让我们一起来看看吧。

练习瑜伽的益处

　　孕妈妈练习瑜伽可以增强体力和骨盆、肌肉张力，增强身体的平衡感，提高整个肌肉组织的柔韧度和灵活度。同时加快血液循环，还能很好地控制呼吸。练习瑜伽还可以起到按摩身体内部器官的作用，有助于改善睡眠，让孕妈妈身体健康、舒适，形成积极的生活态度。瑜伽还能帮助孕妈妈进行自我调控，使身心合二为一。

孕中期再开始练瑜伽

　　从第4个月正式开始练瑜伽：在孕早期（孕1~3月）阶段，因为胎盘的不稳定及早孕反应等原因，孕妈妈做运动会感到费力、劳累，常常会因不易坚持而最终放弃。而有过流产史的孕妈妈更不要轻举妄动。因此建议孕妈妈从怀孕第4个月开始进行锻炼。

如何安全练习瑜伽

　　在整个妊娠过程中，孕妈妈可以练习不同的瑜伽姿势，但必须以个人的需要和舒适度为准，瑜伽的练习因人而异，练习时如有不适感，应立刻停下，改用更适合自己的练习姿势。

三角式伸展运动

　　益处：调整体态，增加双腿的力量，缓解背部疼痛，使呼吸更加顺畅。

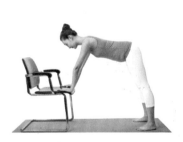 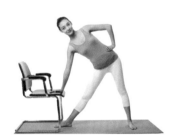 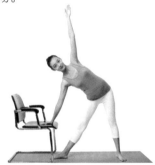

1.准备椅子放在垫子前侧，手扶椅座，双脚向后移动大概距离椅子一条腿的距离。

2.右脚置于椅座下端，趾尖向前，左脚脚跟向内旋转，右脚跟与左脚后足弓对齐，右手支撑椅子，左手放于髋关节外侧。

3.右手臂屈肘置于椅座上，打开胸腔向左侧旋转，同时转动颈部，眼睛向前看，当感觉稳定后，可把左手伸直向天空，在此体式停留5组呼吸换另一侧。

专家说：关注体重的变化

随着怀孕周数增加，子宫、胎宝宝、胎盘、羊水等也在不断增长，孕妈妈的体重必然会增加。但增重太多，容易使孕妈妈患上妊娠综合征，还会加大分娩难度，不利于顺产，因此从进入孕中期的第1周开始要更加关注体重的变化了。

孕期体重增长多少合适

随着胎宝宝的生长发育，以及早孕反应结束，孕妈妈胃口变好，体重会不断增加。此时孕妈妈应注意体重增加比例。专家指出，孕妈妈在整个孕期增重以10~15千克为宜，孕早期因胎儿还较小，体重增加2千克为宜，孕中期每月平均体重增加1.5千克左右。孕妈妈可以通过适当锻炼、均衡的饮食结构、少量多餐，以及晚饭适量少吃等方式来控制体重。

不要太放纵自己的胃

告别了孕早期的各种不适，孕妈妈的食欲也大增了，有些孕妈妈甚至抛弃了保持苗条身材的观念，不管不顾地一味摄入自己以前因为怕变胖而不敢吃的食物。最后大吃特吃，导致体重猛增。

如果孕期不注意控制体重，不仅会增加生出巨大儿的概率，也会给孕妈妈的身体健康带来危害，增加孕晚期患妊娠高血压疾病和妊娠糖尿病的概率。因此，孕妈妈不要太放纵自己的胃，在孕期也要注意科学合理饮食，这对产后形体恢复也非常有益。

 只有医生知道

孕妈妈进食切忌狼吞虎咽，否则，容易导致体重超标。因为吃东西的速度过快，明明所摄取的食物分量已经足够了，可是大脑却还没接到饱食信号，所以在"不知饱"的情况下，会不知不觉地继续吃喝，热量摄入过多，自然会发胖。

而且，孕妈妈进食是为了充分吸收营养，保证自身和胎宝宝的营养需要，但狼吞虎咽会让食物不经过充分咀嚼就进入胃肠，营养得不到很好地吸收。

所以吃饭过快的孕妈妈一定要放慢速度，最好把吃一顿饭的时间延长至20~30分钟，这样不但营养摄取充足，还不容易发胖。

孕 14 周 胎宝宝开始活动了

这时胎宝宝能动动手脚了，可以弯曲、伸展手和脚的各个关节了，不过动作幅度很小，孕妈妈基本上感觉不到。

营养：为了胎宝宝的安全别乱吃

本周，胎宝宝继续发育着，而且胎宝宝已经开始在孕妈妈的肚子里动来动去了，有些孕妈妈可能已经感觉到他的存在了，这时，更应注意健康饮食、合理补充营养。

宜适量摄入碘

胎宝宝的甲状腺在孕 14 周左右就开始起作用，能够自己分泌激素了。如果孕妈妈的碘摄入量不足，可能会影响胎宝宝的大脑发育，也可能造成出生后出现甲状腺功能低下。所以这个时候孕妈妈要开始注意补碘了。

一般情况下，孕妈妈每天需要摄入碘 175 毫克，相当于每日食用 6 克碘盐。如果孕妈妈查尿碘含量低于 100 微克 / 升，则要加大碘食物的摄入。当然，孕妈妈最好在医生的指导下科学补充碘。除碘盐外，鱼类、贝类和海藻等海产品都含有丰富的碘，建议每周至少吃 2 次。

不宜过量补钙

孕妈妈缺钙可诱发手足抽筋，胎宝宝也易得先天性佝偻病和缺钙抽搐。但是如果孕妈妈补钙过量，胎宝宝可能患高血钙症，不利于胎宝宝发育，且有损胎宝宝颜面美观。一般来说，孕妈妈在孕早期每日需钙量为 800 毫克，孕中后期，增加到 1 100 毫克。这并不需要特别补充，只要从日常的鱼、肉、蛋、奶等食物中合理摄取即可。

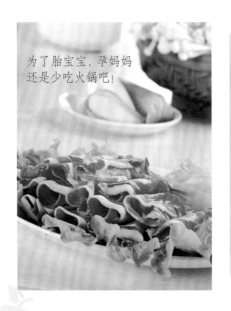

为了胎宝宝，孕妈妈还是少吃火锅吧！

不宜多吃火锅

大家在吃火锅时，习惯把鲜嫩的肉片放到煮开的汤料中稍稍一烫即进食，这种短暂的加热不能杀死寄生在肉片细胞内的弓形虫幼虫，进食后幼虫可在肠道中穿过肠壁随血液扩散至全身。弓形虫幼虫可以通过胎盘传染给胎宝宝，严重者可发生流产、死胎，或影响胎宝宝大脑的发育而发生小头、大头（脑积水）或无脑儿等畸形。因此，孕妈妈最好不吃火锅，如果特别想吃，可在家吃，而且尽量避免用同一双筷子取生、熟食物进食。

生活：将隐形眼镜暂时搁置

很多孕妈妈在怀孕前一直戴着隐形眼镜，可就算是同一副隐形眼镜在孕期也会变得不适合配戴，孕妈妈可能会经常感觉不舒服，不再像以前一样可以长时间配戴，甚至无法适应。为什么会有这样的变化呢？

暂时把隐形眼镜搁置吧

怀孕之后，孕妈妈戴隐形眼镜，眼睛会出现异物感、干涩感，所以最好不要再戴隐形眼镜了。如果此时勉强戴隐形眼镜，容易造成眼球新生血管明显损伤。

另外，孕妈妈在孕期体质发生改变，抵抗力会比较弱，一旦隐形眼镜不洁，极易滋生细菌，造成角膜发炎。所以，怀孕后，孕妈妈还是不要再继续戴隐形眼镜了。而且，一些细心的孕妈妈已经发现，眼球变得滑腻腻的，隐形眼镜越来越难戴上去了。

妊娠期眼睛也有变化

怀孕期间，孕妈妈角膜的含水量比常人高，若不正确戴隐形眼镜，容易因为缺氧导致角膜水肿，从而引起角膜发炎、溃疡，甚至最终导致失明。同时，孕妈妈角膜的敏感度在怀孕期间是最低的，会影响角膜反射及保护眼球的功能，而角膜曲度也会随着怀孕周期及个人体质而改变，使近视的度数增加或减少。

什么时候可以再戴

最好产后 3 个月再重新配戴。一定要戴时，选择日抛型，要严格做好镜片清洁保养工作。只要稍有不适症状就要尽快找眼科医生诊治，切勿持拖延心态。

隐形眼镜

摘眼药水

护眼操

注意眼部卫生

眼睛酸涩，能用眼药水吗

怀孕后，孕妈妈会发现自己眼睛特别容易累，即便是不戴隐形眼镜，也会经常出现眼睛酸涩的情况，如果此时不注意保护眼睛易导致视力下降，但孕妈妈不宜随便使用眼药水，以免对胎宝宝造成影响。最好的方法是每连续工作 1 个小时后，就抽空闭目养神 5 分钟。若觉得眼睛酸涩或疲劳，就站起来活动一下，或者眺望远处的绿景。

专家说：妊娠纹早预防

孕中期，子宫的快速变大和体重的快速增加，使孕妈妈皮肤的代谢速度无法跟上身体变化的速度。皮肤的弹性纤维和胶原纤维超过弹性限度的伸长，纤维发生断裂，就出现了妊娠纹。

孕4月到孕6月是妊娠纹高发期，会出现在孕妈妈的乳房、腹部、臀部、大腿。因此，在孕4月早期进行防护还不算晚。

预防妊娠纹的方法

1. 控制体重增长过快：如果孕妈妈孕期体重增长过快，皮下组织会被过分撑开，皮肤中的胶原蛋白弹性纤维断裂，容易产生妊娠纹。

2. 增加皮肤弹性：妊娠纹主要是因为皮肤弹性纤维和胶原纤维断裂引起的，干燥的肌肤被拉扯的感觉会格外强烈。建议每天洗浴后，涂抹具有保湿润肤效果的甘油或乳液。

3. 保持皮肤滋润：如果肌肤干燥，皮肤被拉扯的感觉会格外强烈。孕妈妈可以选用孕妇专用乳液，做好肌肤的保湿护理。

4. 使用托腹带：托腹带可减轻腹部承担的重力负担，使皮肤不再被过度地延展拉扯，有助于减缓妊娠纹产生。

5. 适当按摩：适度按摩肌肤，尤其是按摩那些容易堆积脂肪产生妊娠纹的部位，如腹部、臀部下侧、腰臀之际、大腿内外侧、乳房等，可以有效增加皮肤的弹性，减轻或阻止妊娠纹的产生。按摩的同时也可选用一些橄榄油或专业的预防妊娠纹的按摩油，效果会更好。

重点部位预防妊娠纹的方法

乳房：从乳沟处开始，用指腹由下往上、由内至外轻轻按摩，直到推至下巴、脖子。

大腿：由膝盖开始，从大腿后侧往上推向髋部。

腹部：由肚脐开始，在肚脐周围顺时针方向画圈，慢慢地由小到大，按摩腹部皮肤。

臀部：将双手放在臀部下方，用手腕的力量由下往上，由内向外轻轻按摩。

吃富含膳食纤维、维生素 C 和胶原蛋白的食物

膳食纤维和维生素 C 能增加细胞膜的通透性，而胶原蛋白能增加皮肤弹性，可减轻或预防妊娠纹的产生。

膳食纤维最佳食物来源：红薯、茄子、蘑菇、绿叶蔬菜和豌豆、扁豆、青豆等豆类食物，以及梨、无花果、苹果等水果。

维生素 C 最佳食物来源：柑橘、南瓜、黄瓜、柚子、橙子、鲜枣、柠檬、西红柿、猕猴桃、石榴、草莓等。

胶原蛋白最佳食物来源：银耳、肉皮、蹄筋、鱼皮、软骨、鸡翅、鸡爪等。

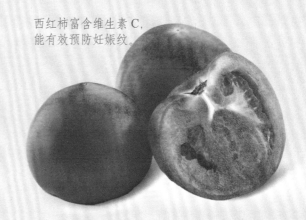

西红柿富含维生素 C，能有效预防妊娠纹。

 只有医生知道

如果妊娠纹已经长出来了怎么办？教给孕妈妈淡化妊娠纹的按摩小窍门：洗净腹部后，把妊娠纹按摩霜敷在腹部皮肤上并按摩 10 分钟，10 分钟左右后再做一次腹部按摩。这样做还可以滋润肌肤，增加皮肤弹性，避免生出更多的妊娠纹。还有一个最方便实惠的方法就是用鸡蛋清敷在腹部，按照同样方法按摩，也很有效。

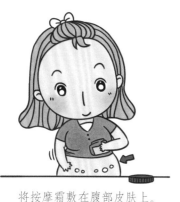

将按摩霜敷在腹部皮肤上。

从下往上按摩 5 分钟。

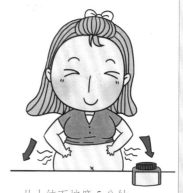

从上往下按摩 5 分钟。

孕 15 周 将美丽进行到底

到了孕中期，孕妈妈的生理形态发生了很大变化，渐渐隆起的腹部、卸去粉黛的脸，好似离美丽越来越远了，其实，这是最自然的美，孕妈妈平时注意摄取营养、做好保养工作，一样可以美美的。

营养：吃出紧致皮肤

科学的饮食可使皮肤更加有光泽、细嫩、富有弹性。孕妈妈如果合理安排日常饮食，就能从根本上起到护肤美容的作用。

补这些，皮肤更紧致

锌：锌与肌肤的生长有密切的关系，它可以促进皮肤角质的正常代谢，让肌肤保持紧致有弹性。它在谷类、肉类、海产及蛋类食品中含量丰富，可多摄取。

蛋白质：蛋白质是皮肤组织再生的重要原料，其主要来源是奶、蛋、鱼类、肉类及豆制品。充足的蛋白质摄取，可让体内合成足够的胶原蛋白，维持肌肤的正常结构与弹性。

维生素 A、维生素 C、维生素 E：缺乏这些维生素会使皮肤粗糙、干裂，并使表皮容易损伤、剥落，丧失弹性。通过食用肝脏、胡萝卜、核桃、甘薯、绿叶菜等食材都可摄取到。

生活：头发变浓密，护发要趁早

孕妈妈体内的雌激素水平上升，延长了头发的生长期，处于休眠期的头发少了，每天掉的头发也就少了，于是孕妈妈的头发变得更浓密，更有光泽。孕妈妈可以抓紧这段时间，护理自己的美丽秀发。

正确洗头

短发的孕妈妈，头发比较好洗，可坐在高度适宜、能让膝盖弯成 90° 的椅子上，头往前倾，慢慢地清洗。长发的孕妈妈最好坐在有靠背的椅子上，请家人帮忙冲洗。

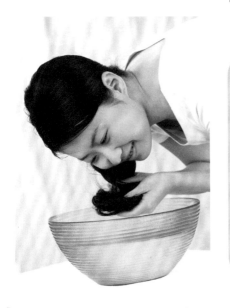

洗头后湿发的处理

洗完头后，如何处理湿发也是孕妈妈的困惑。顶着湿漉漉的头发外出或上床睡觉非但不舒服，而且容易着凉，引起感冒。其实干发帽、干发巾就可以很好地解决这个问题。戴上吸水性强、透气性好的干发帽、干发巾，很快就可以弄干头发，不过要注意选用抑菌卫生、质地柔软的干发帽或干发巾。

专家说：乳房护理很重要

孕期对乳房多关注一点点，会让你在母乳喂养之路上前行一大步。适当的孕期乳房护理能够帮助你的乳腺发育，疏通乳腺管，从而促进分娩后的泌乳。同时孕期乳房护理能够改善皮肤弹性，防止乳房松弛下垂。

支托好，乳房不下垂

乳房日益增大，此时不能为了舒服和方便就不戴文胸，要记住文胸的作用就是维持正常而又美观的乳房外形。所以一定要选购合适的文胸，并且坚持每天穿戴，包括哺乳期。注意文胸不能太紧也不能太松，太紧了不舒服且压迫乳房，太松了则起不到支撑的作用。

怎样选文胸

挑选一款合适的文胸，不仅能够很好地衬托孕妈妈日益增大的乳房，还不会压迫到孕妈妈的乳房，让孕妈妈不舒服，一款适当的文胸，要从文胸的材质和款式两方面来考虑。

1. 看材质：孕妈妈应选择较为透气、吸汗、舒适且具有一定伸缩性的棉质文胸，避免选购可能会引起皮肤过敏的化纤材质。

2. 看款式：带有钢圈的文胸不适合孕妈妈，因其会压迫已经增大的乳房组织，影响乳房的血液循环。无钢圈文胸或运动型文胸较舒适。

坚持进行清洁工作

清洁乳房不仅可以保持乳腺管的通畅，还有助于增加乳头的韧性、减少哺乳期乳头皲裂等并发症的发生概率。

按摩乳房方法

孕中期时，要经常按摩乳房，方法为：由乳房周围向乳头旋转按摩。每天早晨起床和晚上睡觉前，分别用双手轻柔按摩 5~10 分钟，不仅可以缓解孕期乳房的不适和为哺乳期做准备，还能在产后使乳房日趋丰满而有弹性。

孕 16 周 肚子更瞩目了

本周到了孕 4 月的最后 1 周了，孕妈妈的肚子更大了，更加引人注目了。随之而来的饮食与日常生活都有了更多的注意事项，孕妈妈千万不要掉以轻心。

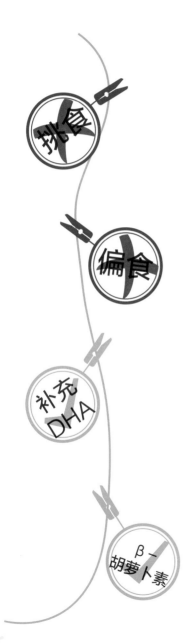

营养：胎宝宝强壮，这样吃

孕中期正是胎宝宝需要大量营养的时期，孕妈妈一定要均衡饮食，保证摄入充足的营养。

做到不挑食、不偏食

孕妈妈如果挑食、偏食，摄入营养单一，使体内长期缺乏某些营养物质，易造成孕妈妈营养不良，导致患上妊娠并发症，如贫血或骨质软化症等。同时孕妈妈不能为胎宝宝生长发育提供所需要的营养物质，会导致流产、早产或胎儿宫内发育不良等，或出生后由于宝宝瘦小、先天不足，以致体弱多病，造成喂养困难。

β-胡萝卜素促进胎宝宝骨骼发育

β-胡萝卜素被誉为"健康卫士"，能够保护孕妈妈和胎宝宝的皮肤细胞和组织健全，特别能保护胎宝宝视力和骨骼的正常发育。此外，β-胡萝卜素可以在人体内转化成维生素 A，有助于促进发育、强壮骨骼，孕妈妈每天食用大约 1 根胡萝卜，基本上就可以满足身体所需。β-胡萝卜素主要存在于深绿色或红黄色的蔬菜和水果中，如胡萝卜、西蓝花、木瓜等。

补充亚麻酸促脑发育

孕妈妈要注意多摄入促进大脑发育的食物，如富含亚麻酸的核桃、深海鱼等。在人体多种酶的作用下，亚麻酸会成为机体必需的生命活性因子 DHA 和 EPA，即"脑黄金"，是大脑细胞的主要成分，也是保证胎宝宝大脑正常发育、成长的重要物质。

> ### 一日五餐更适合
>
> "一日五餐"的饮食模式是更适合孕妈妈的。孕期中，孕妈妈既要保证营养的充足摄入，又要避免营养过剩，这很不容易，所以，孕妈妈要选对进餐模式。早、中、晚三餐是必需的，在上午及下午，适当吃一顿加餐，是保持营养、又不长胖的秘诀。

生活：怀孕期间也能"爱爱"吗

有些孕妈妈惧怕性生活，害怕阴茎触及胎宝宝的头部，进而影响胎宝宝智力。但是事实却与此相反。孕期的性生活不仅有利于夫妻和谐，而且更有利于胎宝宝的发育，充满愉悦的荷尔蒙会促进胎宝宝脑神经的发育。

亲密接触只有孕中期能做

孕早期胎盘尚未发育完善，是流产的高发期。性高潮时强烈的子宫收缩，有使妊娠中断的危险，所以应避免房事。

孕中期胎盘已经形成，妊娠较稳定，性器官分泌物也增多了，是高性感的时期。此时虽可以性交，但应当有所节制。尽量选择比较舒服省力的姿势，同时要保证腹部免受压迫，并兼顾性交前爱抚部位的接触。

孕晚期3个月一般应禁止性交。此时胎宝宝已经成熟，子宫已经下降，子宫口逐渐张开。如果这时性交，羊水感染的可能性较大。

要使用安全套

孕期性生活最好使用安全套或做体外排精，这是因为男性精液中的前列腺素被阴道黏膜吸收后，可促使怀孕后的子宫发生强烈地收缩，不仅会引起孕妈妈腹痛，还易导致流产、早产。另外，怀孕期间，孕妈妈阴道分泌物增加，阴道内环境改变，很容易滋生真菌。在进行性生活时，准爸爸使用安全套，可以减少体液的接触，避免引起孕妈妈阴道感染、子宫颈发炎以及早期破水等情况。

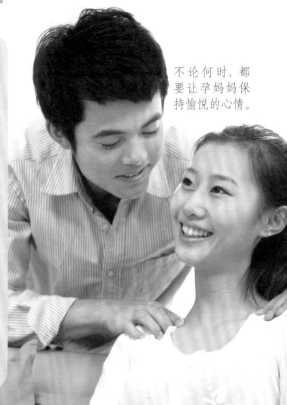

不论何时，都要让孕妈妈保持愉悦的心情。

> **孕期性生活讲究较多**
>
> 孕妈妈及准爸爸在房事前要排尽尿液、清洁外阴和男性外生殖器，选择不压迫孕妈妈腹部的姿势。每次房事时间以不超过10分钟为度。
>
> 孕妈妈在房事后应立即排尿并洗净外阴，以防引起上行性泌尿系统感染和宫腔内感染。房事过程中，孕妈妈如果感到腹部发胀或疼痛，应该暂时中断休息一会儿，等胀痛感消失后再继续。如果一种体位让你很不舒服，应要求更换其他的体位，准爸爸也要时刻关注孕妈妈的反应。
>
> 在孕中期性生活上，一定要站在孕妈妈的立场上进行。有些孕妈妈没有这个意愿，准爸爸不能强求，以免影响孕妈妈的情绪。不论何时，都要让孕妈妈保持愉快的心情。

专家说：带你真正了解唐氏筛查

生个健康、聪明的宝宝是每个家庭的期望。但在漫长的怀孕过程中，众多的致畸因素可致胎宝宝畸形，为了避免唐氏儿的出生，每位孕妈妈都应到医院进行相关产检，确保宝宝的健康。

什么是唐氏筛查

唐氏筛查，是孕期胎儿唐氏综合征产前筛选检查的简称。唐氏综合征又称先天愚型，是较常见的一种染色体疾病，目前尚无有效的治疗方法，最好的办法是在生产前终止妊娠。所以，每一位孕妈妈都有必要进行唐氏筛查，做到防患于未然。

什么时候进行筛查

孕 14 周就可进行。筛查的最佳时期为怀孕第 15~20 周。唐氏筛查无副作用，只要抽取孕妈妈 2 毫升静脉血即可检查。

唐氏综合征与哪些因素有关

年龄因素：35 岁以上的孕妈妈是高危人群，其阳性率为 44%，35 岁以下为 6%。另外，也有研究指出准爸爸的年龄也与此症有一定的关系，当准爸爸年龄超过 40 岁时风险要高于正常人群。

其他因素：以往有畸形儿，家族中有唐氏儿，孕前和孕期的病毒感染也是诱发唐氏综合征的原因之一。环境污染，接触有害物质，有吸烟、喝酒等不良嗜好的也容易使精子或卵子发生畸变，从而导致染色体变异。

看懂唐氏筛查报告单

唐氏筛查的报告单上一般会有 AFP、HCG、uE3 这 3 个数据。

1.AFP：是孕妈妈血液中的甲型胎儿蛋白，作用是维护正常妊娠，保护胎宝宝不受母体排斥（起保胎作用）。AFP 一般范围为 0.7~2.5MOM，高于 2.5MOM 则为高风险。

2.HCG：为人绒毛膜促性腺激素的浓度，先检测血液 HCG，如果超出正常值，还要做羊水穿刺，检测羊水中的 HCG 含量。怀有唐氏综合征胎宝宝的孕妈妈，羊水中 HCG 含量在孕中期时比正常妊娠含量高 17 倍。

3.uE3：为游离雌三醇，是由胎盘合成的一种性激素，孕妈妈血清中 uE3 的正常值小于等于 0.25MOM。怀有唐氏儿的孕妈妈血清中 uE3 的水平比正常怀孕的孕妈妈平均低 29%。

二胎孕妈妈可能是"高风险"人群

随着育龄女性年龄的增加，胎宝宝出现染色体异常的概率也会增加，唐氏筛查结果呈"高风险"的可能越高，所以大龄二胎孕妈妈应该做羊水穿刺，来检测胎宝宝有无染色体异常。这项检查存在一定的风险，孕妈妈最好要找有这项检查资质的正规医院和有经验的医生来进行。

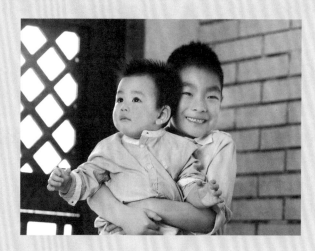

 ## 只有医生知道

唐氏筛查显示"高风险"字样，不代表胎宝宝一定会患病，"低风险"也不代表一定安全，孕妈妈可以做进一步的检查来进行确认。因为唐氏筛查只能测出胎儿患上唐氏综合征的概率，要确认的话需要进一步做羊水穿刺或绒毛取样来检查。

另外，一般唐氏筛查会结合孕 11~13 周做的 NT 检查一起来诊断，可以大大提高唐氏筛查的准确性。医生会通过 B 超观察胎宝宝颈部后侧脂肪层厚度，唐氏儿的颈部脂肪层厚度与正常宝宝的厚度会有明显差异。

因此，孕妈妈不要过分紧张，听从医生的建议，进行进一步的检查即可。

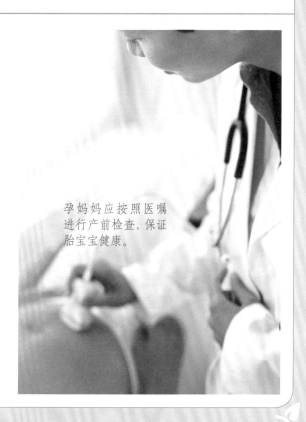

孕妈妈应按照医嘱进行产前检查，保证胎宝宝健康。

孕 5 月

这个月，耐不住寂寞的小家伙会有频繁的动作，他会用尽全身的力气在孕妈妈大大的肚子里玩耍，试图引起你的注意。幸福的孕妈妈，如果这是你感觉到的第一次胎动，记得一定要及时回应胎宝宝啊！聪明的小家伙也会非常兴奋的。

胎宝宝发育天天见

▶ **第 113~114 天**（第 17 周第 1~2 天）
生长速度很快
胎宝宝的生长速度很快，身长快要达到出生时的一半了。孕妈妈没事的时候多爱抚下胎宝宝，多和他说说话。

亲爱的爸爸妈妈：这个月开始，我又长大了许多，已经适应了妈妈给我的小窝，也变得更爱运动了。妈妈胃口是不是越来越好了？别担心会长胖，多吃些有营养的食物吧，我会多多吸收妈妈摄取的营养，快快长大的。
　　　　　　　　　　　　——你们的宝贝

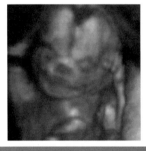

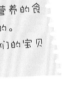

◀ **第 127~128 天**（第 19 周第 1~2 天）
胎毛开始出现
这两天里，胎毛（暂时的头发）开始在胎宝宝的头上出现。一般到宝宝出生时，大部分胎毛已经消失。

◀ **第 124~126 天**（第 18 周第 5~7 天）
咕咕叫的胎动
现在孕妈妈感觉到的胎动就像肚子饿了在咕咕叫，或者是蝴蝶在肚皮上拍打翅膀般轻柔的感觉。

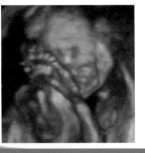

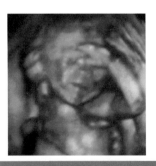

▶ **第 129~130 天**（第 19 周第 3~4 天）
生长速度惊人
胎宝宝的生长速度是惊人的，从进入孕 5 月的第 1 天到现在，短短两个多星期的时间，宝宝已经增重约 70 克。如果胎宝宝是女孩，时至今日，她的卵巢已经存在最初的卵子了。

▶ **第 131~133 天**（第 19 周第 5~7 天）
胎脂开始形成
胎脂开始形成，这是覆盖在胎宝宝皮肤表层的物质，由胎宝宝的死皮、皮肤分泌的油脂及胎毛组成，可以保护皮肤和不断发育的纤体及感官细胞等。

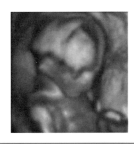

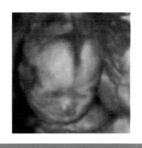

▶ **第115~116天**（第17周第3~4天）

小脑袋抬起来了

胎宝宝的骨骼更加坚固了，并且肌肉也开始起一定作用了，胎宝宝的小脑袋可以抬起来了，不用再缩在前胸了。

▶ **第117~119天**（第17周第5~7天）

身体系统可正常运作

在胎盘和脐带的帮助下，胎宝宝的身体系统已能像新生儿那样运作。胎宝宝拥有自身的循环，由心脏将血液输送向全身。

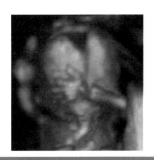

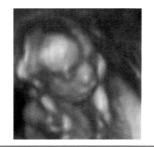

◀ **第122~123天**（第18周第3~4天）

全身器官基本发育好

现在的胎宝宝全身的器官已经基本发育好，身高体重也发生了很大的变化，成为了孕妈妈沉甸甸的宝贝。

◀ **第120~121天**（第18周第1~2天）

胎宝宝开始自娱自乐

胎宝宝开始练习吸吮和眨眼动作，就像是在睡醒后的无聊时光里自娱自乐一样，孕妈妈想象一下他一边吸吮手指一边眨眼的可爱模样吧。

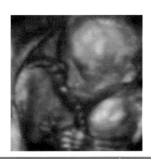

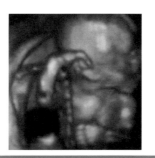

▶ **第134~137天**（第20周第1~4天）

胎宝宝会打嗝了

胎宝宝偶尔会打嗝，这是由于孕妈妈的腹部有规律的震动引起的，一般半小时会停止。胎宝宝的脖子、胸部及胯部等地方开始长出皮下脂肪。

▶ **第138~140天**（第20周第5~7天）

眉毛出现了

胎宝宝明亮的眼睛上面又多了一个"保镖"，那就是眉毛，虽然眉毛毛茸茸的，看起来并不起眼，但是却像房檐一样可以为眼睛遮风挡雨。

孕5月产检

此时期孕妈妈可在家进行自我监测，了解胎宝宝的发育情况，方法有很多：测胎动、听胎心及检查子宫底的高度等。这些项目，准爸爸可以和孕妈妈一起做。每天晚饭后一起来测量胎宝宝成长情况，不仅有利胎宝宝健康，也是一种胎教。

本月产检项目

产检项目	检查内容和目的
尿常规检查	• 便于医生了解肾脏的情况
血压检查	• 检测孕妈妈是否患有高血压或低血压
血常规检查	• 检查孕妈妈是否有贫血，以便提前做好预防
听胎心音	• 贴在孕妈妈的腹部听胎心音，取脐部上、下、左、右四个部位听。孕妈妈的家人也可听胎心音
胎动	• 胎动的次数、快慢、强弱等可以提示胎宝宝的安危
体重检查	• 通过孕妈妈的体重增长情况对孕妈妈进行合理的饮食指导
测量宫高、腹围	• 参考这两项数值，来了解胎宝宝的大小及生长情况

注：以上产检项目可作为孕妈妈产检参考，具体产检项目以各地医院及医生提供的建议为准。

专家解读产检报告

宫高的测量：从下腹耻骨联合处至子宫底间的长度为宫高。

腹围的测量：通过测量平脐部环腰腹部的长度即可得到。

让你一次就通过的小秘密

正确测量宫高、腹围的小秘密：测量腹围时可取立位，测量宫高一般是仰躺，这两项检查都没有疼痛感，孕妈妈不必紧张，要保持平稳的呼吸，以免影响测量结果。不少孕妈妈自己在家量腹围后再跟标准表一对照，发现不同就很紧张。实际上，腹围的增长情况不可能完全相同。这是因为怀孕前每个人的胖瘦不同，腹围也会有所不同。

宫高腹围测量标准值（单位：厘米）

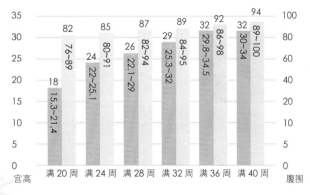

宫高标准值
测量方法：孕妈妈排尿后，平躺，准爸爸从耻骨联合处量至子宫顶端，即为宫高。

腹围标准值
测量方法：孕妈妈平躺或站立，准爸爸拿尺子沿孕妈妈肚脐，绕腰部一周即为腹围。

孕 17 周 胎宝宝更壮了

从本周开始进入了孕 5 月，胎宝宝快速成长着，变得更加强壮了，孕妈妈的孕期生活也比孕早期好了很多，适时地补充营养、做好胎教、调理生活，向迎接宝宝的到来再迈进一步。

营养：轻松补钙

孕 5 月，是胎宝宝快速发育时期，胎宝宝的骨骼以及大脑的发育都需要钙的参与，孕妈妈仍需要注意补钙。

怎么补钙

孕期不同，孕妈妈对钙的需要量也不同。孕早期每天 800 毫克，孕中期每天 1 000 毫克，孕晚期每天 1 200 毫克最佳。孕妈妈在补充时需要注意以下几点：

1. 合理安排饮食，食补是最好、最安全的补钙方法，每天保证摄入 250 毫升的牛奶，同时吃富含钙的食物，如豆腐 100 克、鸡蛋 2 个、鱼 200 克、虾 100 克、菠菜 150 克、排骨 200 克等，都可以保证孕妈妈每天至少从食物中摄取 600~800 毫克的钙。

2. 孕妈妈应在医生的指导下吃钙片，一般 600 克即可，注意看清楚药剂包装上钙的含量，不同的钙片每片含量不同，孕妈妈可别吃多了。

3. 草酸容易和钙结合为不被吸收的钙化物，因此，为了保证钙的顺利吸收，孕妈妈应避免钙片与菠菜等含草酸的蔬菜同食。

4. 减少盐的摄入，盐中的钠离子具有亲钙性，会携带钙质通过尿液流失。

别忽视阳光的作用

阳光中的紫外线具有杀菌消毒的作用，更重要的是通过阳光对人体皮肤的照射，能够促进人体合成维生素 D，进而促进钙质的吸收，既有助于孕妈妈补钙，又有助于胎宝宝骨骼发育。因此，在怀孕期间孕妈妈要多进行一些室外活动，多晒晒太阳。

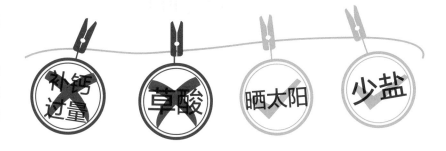

补钙过量　草酸　晒太阳　少盐

骨头汤不宜久煮

有的孕妈妈想用多喝骨头汤的方法来补钙，认为骨头汤煮得越久越好。其实喝骨头汤补钙的效果并不是特别理想，因为动物骨骼中所含的钙质，不论多高的温度其溶解度都很低。煮骨头汤 1 个小时左右就可以了，过久烹煮反而会破坏骨头中的蛋白质。骨头上总会带点肉，熬的时间长了，肉中脂肪析出会增加汤的脂肪含量，很油腻，常喝易让孕妈妈长胖。

生活：为了安全加油

孕 5 月的孕妈妈身体处于相对稳定阶段，现在需要注意的是留心身边的小细节，远离孕期危险，为胎宝宝和自己的身体健康继续加油。

上下楼梯注意安全

孕妈妈上楼梯时，腰部要挺直，脚尖先踩地，脚后跟再落地，落地后立即伸直膝关节，并将全身的重量移到该脚上，这时再以同样的方式抬起另一脚。如果楼梯有扶手，最好扶着扶手慢慢爬梯而上，这样比较安全。下楼梯时，要踩稳步伐，手仍然要攀着扶手，不要过于弯腰或挺胸凸肚，看准脚前阶梯再跨步，看得准自然就走得稳。

别长时间站立

孕中期，孕妈妈的血压会较正常人低，如果久站，脑部的血液供应不足，会产生眩晕的感觉。所以，孕妈妈最好不要长时间站立，建议每隔 30 分钟就坐下休息。怀孕期间如需变换姿势或位置时，应尽量放慢速度。

避免接触花粉

孕妈妈要避免接触易引起过敏症状的花粉。因为一旦孕妈妈出现过敏症状，少不了用药治疗，然而有些药物对胎宝宝的发育会造成影响。此外，据调查发现，孕妈妈如果吸入花粉过多，所生的宝宝抵抗哮喘病的能力较弱。因此，孕妈妈要尽量避免接触花粉。

随时拔掉电器插头

怀孕后，孕妈妈要特别注意家里电器的插头了。当电器插上插头时，即使没有开电源开关，仍有微量电流通过，也会产生微量电磁波。所以，若不使用电器时，应把插头拔掉，既可避免不必要的电磁波辐射，还可节省用电。

尽量少拎重物

怀孕期间尽量少拎重物，过重的物体会压迫腹部引起过度劳累，导致胎宝宝不适。遇到需要拎重物的情况，尽量找别人帮忙。也可使用自行车之类的工具代劳，以孕妈妈不感觉到吃力为宜。

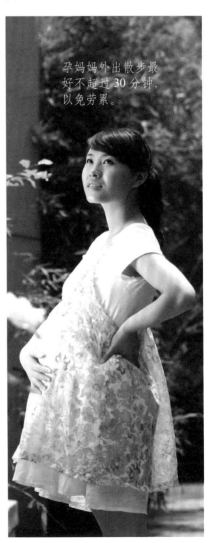

孕妈妈外出散步最好不超过 30 分钟，以免劳累。

专家说：别忘了胎教

孕 5 月，胎宝宝在子宫内频繁地变换姿势。如果此时孕妈准爸有计划、有意识地对胎宝宝提供有益且适当的刺激，让胎宝宝"动"起来，可以进一步刺激胎宝宝的大脑功能和躯体运动功能，促进胎宝宝生长发育。

胎教是爱的传递

胎教就是对胎宝宝进行各种定时定量的良性信息刺激，使胎宝宝的感觉更加丰富和充实，比如，孕妈妈欣赏美的事物、多与大自然接触、阅读优美的文章、听动听的音乐、经常触摸胎宝宝、跟胎宝宝聊聊所见所闻。其实胎教并不意味着要把宝宝培养成"神童"，而是让孕妈妈、准爸爸和胎宝宝共同体验一次奇妙快乐的孕育之旅，在快乐的氛围中，完成胎教，实现爱的传递，孕育出一个健康快乐的宝宝。

抚摸胎教：按压胎教法

孕妈妈仰卧，放松腹部，先用手在腹部从上到下、从左到右来回抚摸，然后轻轻地按压和拍打。如果胎宝宝喜欢你的抚摸，他会轻轻地蠕动或转动手脚，这时你可以继续进行。如果感觉胎宝宝用力挣扎或蹬腿，则表明他不太喜欢这种方式，孕妈妈应立即停止。

抚摸胎教和音乐很配

在进行抚摸胎教时，最好准备一首轻松的背景音乐，一边听音乐一边做。对于活泼好动的胎宝宝，孕妈妈可以为他准备一些舒缓优美的乐曲；对于比较文静的胎宝宝，孕妈妈可以准备一些明快轻松的乐曲。

在进行抚摸胎教时，准爸爸也应参加，而且应该在每次抚摸胎教后，记录下胎宝宝的反应情况。孕早期和临近预产期时，不宜进行抚摸胎教。

电影胎教别去电影院做

胎教也可以是看些温馨、轻松的电影，电影里好听的配乐对胎宝宝也是很好的胎教素材。不过孕妈妈对电影应该有所选择，不要看剧情恐怖、悲伤，场面刺激、暴力、血腥的电影。此外，孕妈妈也不要去影院观看电影，尤其是孕早期和孕晚期。影院的音响效果对于胎宝宝来说过于强烈，会引起胎宝宝烦躁不安，胎动加剧。

孕 18 周 胎宝宝动了

现在的你，有了孕妈妈的风姿，同时开始收获来自胎宝宝的感动，肚子里胎宝宝的小动作，一下就让你感觉到什么叫做"幸福满满"。

营养：加餐要跟上

为配合胎宝宝的生长发育，孕妈妈要重视加餐和零食的作用，红枣、板栗、花生、葵花子都是很好的选择，可以换着吃，满足口味变化的需要。

合理安排正餐和加餐

随着胎宝宝的生长，孕妈妈胃部受到挤压，容量减少，应选择营养价值高的食品，要少食多餐，可将全天所需食品分五六餐进食。孕妈妈可在正餐之间安排加餐。在时间的安排上，上午加餐的时间应在上午 10 点左右，这时适当吃一些，能够预防饥饿引起的心慌、冒冷汗；下午加餐的时间可以选择在下午三四点之间，这是职场孕妈妈最容易感到饥饿的时间；晚上也可以加餐，在晚上八九点少吃一些，可以让孕妈妈睡好，但是不要吃太多、太油的食物，一般一杯热牛奶足以。

少食多餐防胀气

本月也是孕妈妈胀气严重的时期，适当安排加餐，用每餐分量减少的方式来进食，有助于预防、缓解胀气的情况。应多选择半固体食物进食，多吃蔬菜、水果等膳食纤维含量高的食物。

每日饮食结构

即便是可以适当加一些加餐，保证摄取充足的营养，孕妈妈也应注意不能影响正餐的进食。孕中期孕妈妈每日饮食结构列举如下，孕妈妈要做到心中有数。

谷类：350~450 克，其中杂粮不少于 1/5；鱼、禽、瘦肉：交替选用约 150 克；鸡蛋：每日 1 个或 2 个；蔬菜：500 克，其中绿叶蔬菜不少于 300 克；水果：200 克；牛奶、酸奶：250~500 克，或等量的奶制品（如奶粉 35~70 克）；植物油：20~25 克。

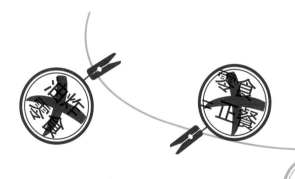

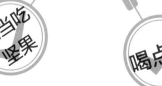

生活：选一双适合的鞋

孕妈妈体重在孕期一般会增加 12.5 千克左右，在日常走路的时候，会感觉脚承受的压力越来越大，身体的重心也发生了改变。一双舒适的鞋，可以减轻身体的压力，保证孕妈妈的安全。

穿稍大一点儿的鞋

孕妈妈从怀孕开始就应该穿低跟、透气性好、材质轻、舒适的鞋，如轻便的运动鞋、布鞋、休闲鞋或软皮鞋，冬天穿雪地靴也是一个不错的选择。如果孕妈妈在孕期脚肿得厉害，就需要穿比自己平时的鞋码大半码的鞋。到孕晚期，则可能要穿大 1 码的鞋了。买鞋一定要试穿，以脚后跟处能插入 1 根手指为宜。

此外，孕妈妈应选择透气性好、纯棉的袜子，袜筒比较宽松且容易穿脱。穿袜子时，如果觉得坐着很辛苦，试试盘起腿来。

穿带点儿跟的鞋

有些孕妈妈认为鞋跟越平越好，其实完全的平底鞋也并非最好。对正常人而言，穿上平底鞋后身体 4/5 的重力都压在脚后跟上，容易造成足跟的损伤，而且平底的鞋减震功能差，会影响脊柱和大脑的健康，因此选择后跟 2 厘米高的鞋比较合适。

不要穿系鞋带的鞋子

整个孕期，孕妈妈都应当选择舒适的鞋。此时应选择穿脱方便、站着就可以穿的鞋子。这样就免去了弯腰的麻烦。穿的时候最好坐着穿或是扶着墙壁，这样能够平衡好身体，比较安全。还可以买一个长柄的鞋拔，穿起鞋来就更方便了。到了孕晚期，更应避免穿系带的鞋子，选择宽松、方便穿脱的鞋子，能有效缓解下肢水肿的不适感。

鞋底要防滑

孕妈妈选择鞋子的时候，要考虑大小是否合适，鞋底有无防滑纹，不穿硬底的鞋子。选择下午 5 点左右买鞋是个合适的时间，那时候脚部是一天里最胀的时候。

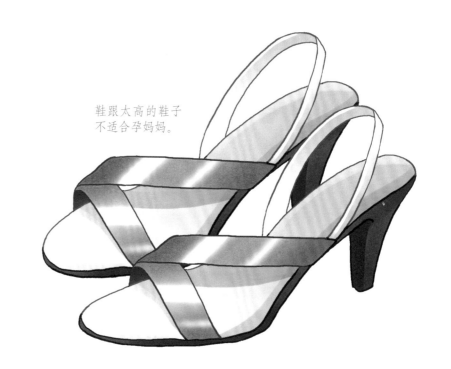

鞋跟太高的鞋子不适合孕妈妈。

专家说：要开始数胎动了

从本周起到孕晚期前，胎宝宝的活动会越来越频繁，胎动次数的多少、快慢、强弱灵敏地反映着胎宝宝的生命活力，是了解胎宝宝健康状况的最简易的方法，孕妈妈快将如何数胎动学起来。

全天累计法

这是最简单的计算方法，即从每天早上 8 点开始记录，每感觉到一次胎动，就在表格里做个记号，累计 10 次基本说明胎宝宝一切正常。如果从早 8 点到晚 8 点，胎动次数都没有达到 10 次的话，建议尽快去医院检查。

3 个 1 小时推算法

此方法是每天抽出 3 个 1 小时的时间，如早饭后、午休后和晚饭后，左侧卧床或坐在椅子上，记录下宝宝 1 小时内胎动的次数，这 3 次结果相加之和乘以 4，就是 12 小时的胎动次数。

得出的结果应在 30 次以上，如不足，孕妈妈也需要尽快去医院检查。

胎动时孕妈妈的感觉

胎动的感觉有许多种：扭动、翻滚、拳打脚踢、肚子一跳一跳的、冒泡泡、像鱼在游泳、像虾在跳……胎宝宝在肚子里的动作千变万化，所以每个孕妈妈的胎动感觉会有所不同。在不同的孕周，胎动感受也会有所变化。

胎宝宝晚上更活跃

胎宝宝一般在晚上更加活跃。孕妈妈在晚饭后 7~11 点之间，测量胎宝宝的胎动次数，看是否会出现 8 次左右的胎动。

第 1 次胎动时间因人而异

一些孕妈妈早在第 16 周就能够感觉到第 1 次胎动，但大多数孕妈妈要等到第 18 周以后才会感觉到。如果这时你的第 1 次胎动还没有来也不必太着急，可能直到 20 周左右才能感觉到胎动。

孕妈妈的坏情绪也会影响胎动

胎动与子宫内外环境有关，一般情况下胎动多表明胎宝宝活泼，预示着胎宝宝出生后抓、握、爬、坐等动作发展较快。如果孕妈妈突然遭遇惊吓、忧伤或严重刺激，情绪极度紧张，会使胎宝宝躁动不安，产生强烈的活动。如果胎宝宝长期不安，体力消耗过多，待出生后往往出现身体功能失调，甚至畸形。所以孕妈妈孕期要保持舒畅的心情，多去大自然中散散步，或经常听听优雅舒缓的胎教音乐，对一些武打片、恐怖片则要远离。

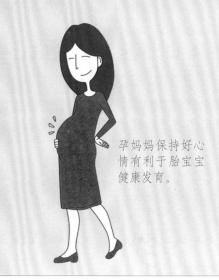

孕妈妈保持好心情有利于胎宝宝健康发育。

 只有医生知道

胎动的强弱和次数，个体差异很大。有的 12 小时多达 100 次以上，有的只有 30~40 次。但只要胎动有规律，有节奏，变化曲线不大，就说明胎宝宝发育是正常的。但如果在一段时间内胎动超过正常次数，即胎动突然增多，或无间歇地躁动，也可能是宫内缺氧的表现。胎动次数明显减少直至停止，是胎儿在宫内重度窒息的信号。

另外，胎宝宝也有自己的运动喜好，当孕妈妈吃饱饭后，孕妈妈体内血糖含量增加，胎宝宝也"吃饱喝足"有力气了，所以胎动会变得较频繁一些；当孕妈妈愉快地洗澡时，胎宝宝感受到了这份愉悦，也会动得更频繁一些；当孕妈妈播放胎教音乐时，胎宝宝受到音乐的刺激，会变得喜欢动，这是传达情绪的一种方法。

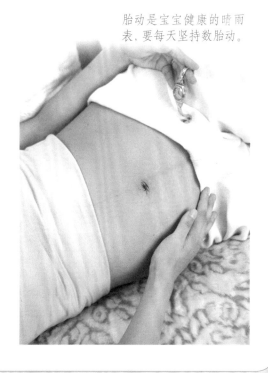

胎动是宝宝健康的晴雨表，要每天坚持数胎动。

孕19周 爱宝宝也爱自己

孕妈妈对胎宝宝有着深厚的爱，但也别忽视了爱自己，做自己喜欢的工作、每天清清爽爽地生活和保证胎宝宝健康成长并不冲突。

营养：胎宝宝成长快，进补不要多

孕妈妈需要将更多的精力放到增加营养上，食物花样要不断变换，还要格外注意营养均衡和饮食搭配。

不要狂吃补营养，更不要节制饮食

在本周，胎宝宝正在快速发育，迅速长大，有些孕妈妈总是怕胎宝宝营养不够，每餐都吃很多，富含蛋白质、脂肪的肉类更是吃了不少。但是，这样做并不一定是对胎宝宝好，要知道，孕妈妈狂吃猛补最有可能造成的就是孕妈妈超重，或者巨大儿，不管哪一种对胎宝宝和孕妈妈的健康都有害。

还有一些孕妈妈虽然并不盲目进补，但盲目节制饮食，这样对于胎宝宝的伤害很大，孕妈妈千万别学，否则容易引起营养不良，甚至影响到胎宝宝的脑细胞正常发育，对胎宝宝智力发育没有好处。

以天然的食物为主

孕妈妈应尽量多吃天然的食物，如五谷、蔬菜、新鲜水果等，烹饪时也以保留食物原味为主，少用调味料。另外，一定要少吃或者不吃那些所谓的"垃圾食品"。

此外，孕妈妈要合理安排自己的饮食，注意粗细搭配，少吃精米精面。食物的烹饪和制作也要保证科学合理。

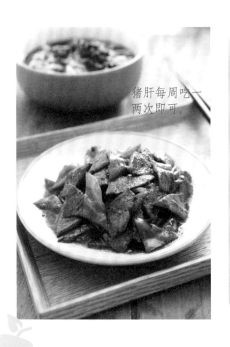

猪肝每周吃一两次即可。

大量食用动物肝脏要不得

动物肝脏中除含有丰富的铁外，还含有丰富的维生素A，孕妈妈适当食用对身体健康和胎宝宝发育有好处，但是，并不是多多益善。孕妈妈过量食用动物肝脏，可能会导致维生素A摄入过多，从而引起胎宝宝发育异常。

另外，动物肝脏还是动物体内最大的解毒器官和毒物周转站，如果长期过多食用，某些有毒物质会对孕妈妈和胎宝宝产生不良影响。

一般建议孕妈妈一周食用一两次，每次不超过50克即可。孕妈妈要切记，动物肝脏一定要煮熟煮透再食用。

生活：洗澡也有要求

洗澡不但能清洁肌肤，还能放松心情。你看，沐浴之后整个人都精神多了！孕期洗澡也是有注意事项的，孕妈妈都了解了吗？

最好淋浴

最好采取淋浴的方式，千万不要贪图舒适把自己整个泡在浴缸里。这是因为怀孕后，阴道内乳酸含量减少，对外来病菌的杀伤力大大降低，泡在水里有可能引起病菌感染。

妊娠期感染疾病的危险性较高，应尽量避免到公共浴池洗澡。如果万不得已，应掌握好时间，尽量选择在人少的早晨去，此时水质干净，浴池内空气较好。

时间要短

洗澡时间不要太长，15 分钟左右为宜。时间过长不但会引起自身脑缺血，发生昏厥，还会造成胎宝宝缺氧，影响胎宝宝神经系统的正常发育。

水温要适宜

水温应控制在 38℃ 左右，不要用过热的水洗澡，更不能蒸桑拿。水温过热使母体体温暂时升高，破坏羊水的恒温，对胎宝宝的脑细胞造成危害。此外，温度过高还会损害胎宝宝的中枢神经系统。

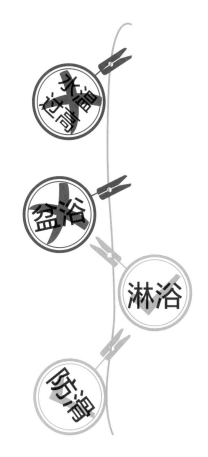

准爸爸帮忙洗头

当孕妈妈的肚子越来越大，洗头发就变成一件很困难的事情，这时就需要准爸爸出手帮忙了。

孕妈妈可以躺在躺椅上，由准爸爸来帮着洗头，洗头发时，不要将洗发水直接弄在头发上，而是用手稍搓出泡泡再清洗头发，护发素只用在发梢即可。清洗时，一定要多冲几遍，清洗干净。

如果孕妈妈喜欢自己站着淋浴洗头，也是可以的。只是在洗头洗澡时一定要使用防滑垫，以防地面过滑、重心不稳而摔倒。而且，洗澡时要注意室内的通风，避免晕厥，不要锁门，以防万一晕倒、摔倒可得到及时救护。

专家说：坚持上班的孕妈妈真棒

现代职场压力大，很多女性在怀孕后，首先纠结的就是"要不要继续上班"。其实，孕期坚持上班是可以让你获益很多的，下面我们来看看吧。

规律的生活节奏

上班时，孕妈妈可以继续保持早睡早起，规律作息。生活节奏正常了，再加上上班时的适量脑力劳动以及上下班时的步行活动，使孕妈妈活动量变大，饭吃得香，晚上也睡得香。

避免胡思乱想

由于激素变化，很多孕妈妈容易心情烦躁，甚至过度焦虑，总是担心胎宝宝是否健康等。一些比较敏感的孕妈妈，临近生产的时候甚至产生"致畸幻想"，担心孩子生下来兔唇或长六根手指等，而这种担心在一个人独处时会明显加重，工作中的忙碌则会冲淡这种担忧。在职场你会控制自己的情绪，尤其是当同事夸奖你"气色很棒"、"一定能生个漂亮的宝宝"时，致畸幻想便会烟消云散。

心态更积极

孕期坚持工作，不仅能使孕妈妈保留原来的社交圈，还能增进与同事的友好关系。怀孕后，与有经验的同事交流妈妈经，还能和未孕小姐妹分享自己的怀孕感受。这是女人之间一种极有效地增进友谊的方法。在友好的氛围下，心态会变得积极，心情也快乐，这有利于胎宝宝的健康。

利于分娩和产后恢复

坚持上班，有利于拓展骨盆、增强腹部与腿部的韧劲，易于保持体重和体形，从而使分娩更顺利，产后恢复更快。此外，职场生活可以使孕妈妈心理承受能力更强，更加坦然地面对分娩。

注意职场形象

选择继续工作的孕妈妈应保持孕前的工作态度。正常出勤，工作的时候不要浏览育儿网站，开会的时候尽量少去洗手间。也不要总拿孩子做借口请太多假或者推脱应做的工作。

在工作中吃东西，千万别弄得声响很大，也不要时常在座位上用镜子照妊娠斑，觉得发痒而常常挠挠肚子，要坚持做一位棒棒的职场孕妈妈哦。

🩺 只有医生知道

对于肚子日益增大的孕妈妈来说，以前在办公室轻松的办公方式不存在了。不妨用一点小窍门来提升你的办公舒适指数吧！

把脚放舒服：可以在办公桌底下放个鞋盒做搁脚凳，并放双拖鞋。穿舒适柔软的平跟鞋，减少脚部压力。

适当休息：工作一段时间后要适当地做做伸展运动，抬腿并适当按摩小腿以施加压力。

多喝水：在办公桌上准备一个大水壶，随时添满水杯。

不要憋尿：不要因为正在忙着工作而憋着不去，对身体不好，应该是感到尿意就去厕所。由于孕妈妈处在特殊时期，同事们也都会理解的。

接受帮助：如果同事小心地照料你，不要介意。在你的生命里，这是一个非常特殊的时期，所以不必感到害羞而拒绝别人的帮助。

规划好办公空间：在计算机前工作一般不会影响胎宝宝的发育，但孕妈妈更容易受腕管综合征的影响，因此，应将桌椅调整得尽可能舒服。

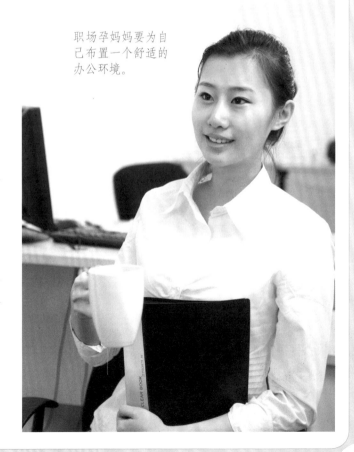

职场孕妈妈要为自己布置一个舒适的办公环境。

孕 20 周 总有这样那样的小毛病

这是孕 5 月的最后 1 周了，孕妈妈也许发现自己出现了这样那样的一些小毛病，总觉得未来的 5 个月会变得更加辛苦，孕妈妈且放宽心，让我们一起来解决、预防这些小毛病吧。

营养：预防不适先管嘴

本周开始，孕妈妈的肚子在进一步增大，各种身体不适随之而来，孕妈妈在补充营养的同时，也应注意别吃易引起胀气、便秘等不适的食物。

鸡蛋有营养，但也别多吃

鸡蛋中含有孕妈妈和胎宝宝都需要的蛋白质，从中医角度来说，鸡蛋可以安宫养胎，但是如果孕妈妈过多食用鸡蛋，容易引起腹胀、消化不良等症状，还可能导致胆固醇增高，不利于孕期保健。所以，建议孕妈妈每天吃 1 个鸡蛋为宜，最多不要超过 2 个。

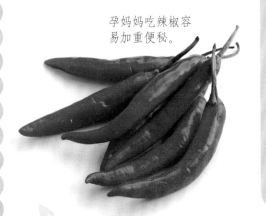

孕妈妈吃辣椒容易加重便秘。

吃辣的，胎宝宝也不舒服

很多孕妈妈在孕前就爱吃辣椒，甚至无辣不欢，但在怀孕期间，辣椒要少吃，特别是巨辣的食物或辣椒酱。辛辣食物容易消耗肠道水分，使胃肠腺体分泌减少，造成肠道干燥，孕期本来就容易便秘，吃辣椒尤其干辣椒太多，容易加重便秘情况。便秘时用力屏气，腹压加大，易使子宫、胎宝宝、血管局部受挤压致供血不足。辛辣食物会随着孕妈妈的血液循环进入胎宝宝体内，可能会给胎宝宝造成不良影响。尤其属于前置胎盘的孕妈妈要绝对禁止吃辣椒。市售的辣椒酱孕妈妈更不要吃，因为里面含有亚硝酸盐和防腐剂，会对胎宝宝的发育造成影响。

换换口味，吃点野菜也不错

野菜与蔬菜相比含有较多植物蛋白、维生素、膳食纤维及多种矿物质，营养价值更高，而且相对安全，没有太多污染，给胎宝宝增加了更多的营养，让胎宝宝更茁壮成长。另外，孕妈妈适当吃些野菜可以预防便秘，还对妊娠糖尿病有一定的预防作用。

大多数常见的食用野菜是孕妈妈可以食用的，但一些野菜容易引起流产，孕妈妈要慎吃。

马齿苋：对子宫有兴奋作用，有习惯性流产的孕妈妈要忌食。

荠菜：荠菜有收缩子宫的作用，孕妈妈不要多吃。

益母草：益母草有活血作用，孕妈妈不要多吃。

生活：小毛病巧解决

到了孕中期，孕妈妈的肚子也已经高高隆起，伴随而来的小毛病也多了起来，相信有不少孕妈妈为此感到苦恼，别担心，让我们一起改善这些不适，让孕中期过得更加轻松。

头晕眼花是怎么回事

孕中期，导致孕妈妈出现头晕眼花的原因很多，血容量中血浆增加，血液被稀释，出现生理性贫血可导致孕妈妈头晕眼花；血容量增加引起孕妈妈血压升高，也易造成头晕眼花。

孕妈妈应根据原因采取补救措施。因贫血导致头晕眼花，宜适量吃些动物肝脏和瘦肉；血压高则要低盐饮食；营养不足则要增加饮食摄入。

孕期牙龈出血怎么办

孕期由于体内雌激素、孕激素增多，使牙龈毛细血管扩张，弹性减弱，导致轻轻一碰，就会出血。为了缓解这一症状，可以这样做：

1. 养成每日早晚正确刷牙、饭后漱口的好习惯。

2. 每天按摩牙龈 3 次，以增强局部血液循环，提高局部抵抗力。

3. 定期进行口腔检查。

4. 多吃富含维生素 C 的新鲜水果和蔬菜。

痛苦的腿抽筋

胎宝宝骨骼的生长发育需要钙，孕妈妈本身也要储备钙作产后泌乳用，因此，孕期需钙量大增。若孕妈妈偏食、菜肴中钙质少或钙吸收不良，都可能导致血钙水平较低，神经、肌肉兴奋性增高，发生持续性收缩，这就是抽筋。小腿抽筋一般会发生在孕中期和孕晚期，但是也有一些孕妈妈在怀孕两个月后就开始出现这种症状，不管何时出现，从现在开始，孕妈妈就应该有意识地补充钙。

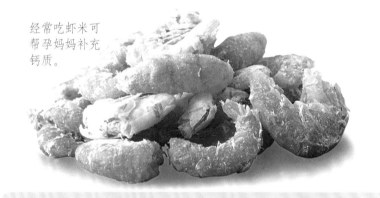

经常吃虾米可帮孕妈妈补充钙质。

应对小腿抽筋有妙招

1. 饮食上多摄取富含钙及维生素 B_1 的食物，吃饭时加入适量的虾皮、虾米等。

2. 孕中期开始服用钙片、维生素 D 制剂、鱼肝油等。

3. 在天冷和睡眠时注意下肢保暖，睡觉前，双脚(水没过小腿) 泡热水 10 分钟。

4. 走路时间不宜过长，不穿高跟鞋。

5. 小腿抽筋发作时立即将腿伸直，脚尖往身体方向翘，或让别人抓住脚往身体方向扳动。

专家说：肠道通畅没烦恼

很多人在做了妈妈以后，提到孕期便秘仍然会心有余悸。没有经历的人绝对想象不到它是怎样影响着孕妈妈整个孕期生活乃至情绪的。

为什么会便秘

由于孕期孕妈妈体内高水平黄体酮的影响，使得肠道松弛，食物残渣在通过肠道时非常缓慢。而增大的子宫挤压肠道也会造成便秘。另外，孕期运动量减少也是便秘原因之一。

注意饮食

孕期不宜吃辛辣刺激性的食物，也不宜在做饭时使用过多热性调料，如花椒、大料、胡椒等，容易刺激肠道，致使便秘。适宜吃些富含膳食纤维的蔬果，另外，酸奶是非常有利于排便的一种乳制品，还能够补充钙质，孕妈妈可以常吃。

便秘孕妈妈少吃荔枝

荔枝是热性水果，过量食用容易产生便秘、口舌生疮等上火症状，已经有便秘征兆或已经出现便秘情况的孕妈妈应少吃。另外，即使没有便秘情况的孕妈妈也不应多吃，因为荔枝中含糖量高，食用过多易引起血糖过高，可能导致孕妈妈患上妊娠糖尿病。

缓解便秘的食物	
富含膳食纤维的食物	糙米、红薯、豆芽、韭菜、芦笋、芹菜、蘑菇、梨、草莓等
含脂肪酸较多的坚果和植物种子	核桃、腰果、葵花子等
促进肠蠕动的食物	香蕉、蜂蜜、果酱、麦芽糖、酸奶等
含水分多的食物	新鲜水果、蔬菜等，平时也宜合理补充水分

坚持运动

孕妈妈每天要有足够的活动量，而活动的最佳方式是散步。散步时，应选择空气新鲜、人流量小的地方，如郊外、花园等，尽量不要去人流量大、空气污浊的地方，如商场、市场等。

养成定时大便的习惯

孕妈妈可在早上起床后、早餐后或睡觉前，不管有没有便意，都按时去厕所，慢慢就会养成按时大便的习惯。此外，孕妈妈一有便意也要马上去厕所，及时"应答"身体的信号可以避免肠道越来越懒。反之会使便秘愈加严重，甚至引起痔疮等问题。另外，孕妈妈最好使用坐式马桶。

绝不可随便用药

孕妈妈绝不可随便使用泻药，一则有的泻药对胎宝宝的发育有着不利影响，二则长期服用泻药会导致营养物质的流失，引起其他并发症，对胎宝宝和孕妈妈都有不利影响。所以，尽量不要使用药物帮助排便，孕妈妈大可运用其他方法治疗便秘，如日常饮食中多吃含膳食纤维的食物，每天进行适当的运动等。如果情况严重，也要咨询医生后才可使用对胎宝宝无伤害的药物。

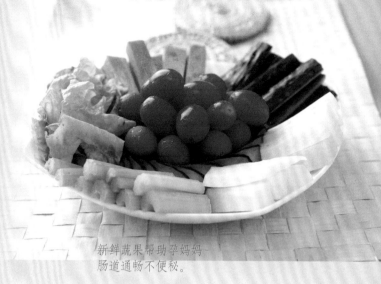

新鲜蔬果帮助孕妈妈肠道通畅不便秘。

 只有医生知道

也许孕妈妈还不知道，喝水也有助于预防便秘。在每天早饭前 30 分钟，孕妈妈喝上 1 杯新鲜温开水，就能起到一定的预防作用，孕妈妈应用小口慢喝的方式喝完 200 毫升 25~30℃的开水，因为这样做可以温润胃肠，刺激肠胃蠕动，有利于定时排便，防止便秘、痔疮。

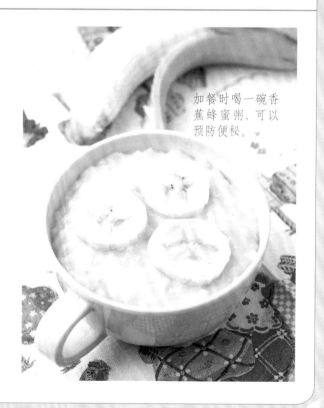

加餐时喝一碗香蕉蜂蜜粥，可以预防便秘。

预防便秘下午茶——香蕉蜂蜜粥

原料：香蕉 2 根，大米 100 克，蜂蜜适量。

做法：①锅内盛入适量清水，煮沸后放入淘净的大米，大火煮沸，调至小火煨 15 分钟。②香蕉去皮切片，放入锅中，煨粥 5~10 分钟。③粥微凉后，加入适量蜂蜜。

孕 6 月

孕妈妈不必为走样的身材而黯然神伤，要知道，正在孕育小生命的你，无论走到哪里，都会是一道温馨亮丽的风景，挺起你的大肚子，摸摸腹中的胎宝宝，挽着体贴细心的准爸爸，悠然闲适地走在路上，接受路人羡慕的目光吧！

亲爱的爸爸妈妈：我的骨骼已经变得结实，头发、眉毛、睫毛也能看清楚了，皮肤皱皱的、红红的，看起来像个小老头。但这只是暂时的！再过段时间，等皮下脂肪堆积起来，我就会变成漂亮的小娃娃了！

现在，妈妈的肚子突出得很明显了吧，那是因为我在不断长大。妈妈走路、上下楼梯可能会有些气喘，我会乖乖地待着，不给妈妈捣乱。妈妈要加油哦！

——你们的宝贝

▶ **第 141~142 天（第 21 周第 1~2 天）**

花样百出的睡姿

胎宝宝如果感到疲劳或无趣，会闭上眼睛，甜甜地睡上一觉。有时候他的脑袋沉沉地耷在胸前，有时候还会津津有味地吸吮手指。

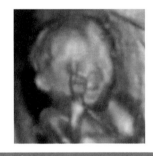

第 155~156 天（第 23 周第 1~2 天）

胎宝宝还比较瘦

此前，胎宝宝身体的一些区域开始长出了皮下脂肪，但是身体上的皮下脂肪从现在起才算全面开始堆积了，此时胎宝宝看起来还瘦瘦的。

◀ **第 152~154 天（第 22 周第 5~7 天）**

男胎宝宝的睾丸开始下降

如果胎宝宝是男孩，他的睾丸从这几天开始就要从骨盆下降到阴囊里了。女宝宝的卵巢和男宝宝的睾丸虽然是从同一组织发育而来的，但卵巢会留在原来的位置。

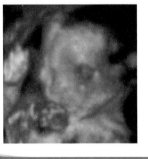

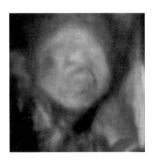

▶ **第 157~158 天（第 23 周第 3~4 天）**

呼吸系统仍不成熟

胎宝宝的呼吸系统仍然相当不成熟，在胎宝宝的肺能够做到吸气时输送氧气到血管，呼气时排出二氧化碳之前，还要发育相当长的一段时间。

▶ **第 159~161 天（第 23 周第 5~7 天）**

胎宝宝的小模样

孕妈妈可能还不知道，此时的胎宝宝会用眨眼睛来做游戏，听到孕妈准爸的声音也会开心地笑，这些生动的小模样多可爱啊，快跟胎宝宝交流吧。

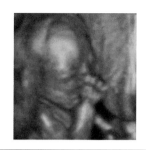

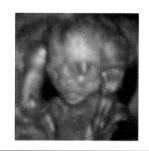

▶ **第143~144天**（第21周第3~4天）

女胎宝宝的子宫形成了

如果胎宝宝是一个漂亮的小女孩，那么到今天为止，她的子宫就完全形成了。

▶ **第145~147天**（第21周第5~7天）

拳打脚踢的胎宝宝

胎宝宝的小胳膊、小腿变得越来越有力了，当他特别高兴或非常生气的时候，他会在你的肚子里拳打脚踢，直到孕妈妈轻轻地抚摸他，他才会乖乖安静下来。

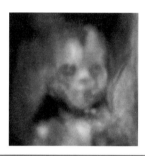

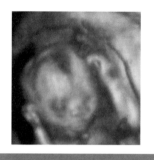

◀ **第150~151天**（第22周第3~4天）

睁开明亮的眼睛

胎宝宝已经能睁开明亮的眼睛了，或许今天他正在一边吸吮着自己软软的手指，一边看着周围的一切，仿佛觉得周围的一切都已经如此熟悉了。

◀ **第148~149天**（第22周第1~2天）

胎宝宝耳朵非常灵敏

胎宝宝会被外界的声音或活动所惊醒，如突然发出的噪声、喧闹的音乐、甚至较大的汽车或洗衣机的震动声音都会吵醒胎宝宝。

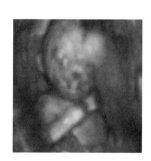

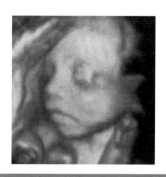

▶ **第162~165天**（第24周第1~4天）

胎动越来越频繁

胎宝宝渐渐长大，子宫的空间变得越来越"窘迫"，胎动越来越频繁。孕妈妈能明显地感受到撞击，但准爸爸还要过几个星期才能通过触摸孕妈妈的腹部感觉到胎动。

▶ **第166~168天**（第24周第5~7天）

胎心音越来越强

胎宝宝的胎心音变得越来越强，准爸爸把耳朵贴近腹部会听到胎心音，如果用听诊器去听，胎心音会更加清楚。

孕 6 月产检

孕妈妈应该继续坚持到医院做定期产前检查，通过检查大致了解胎宝宝和孕妈妈的状况。此月产检的重点项目是妊娠糖尿病筛查，以排除孕妈妈患妊娠糖尿病的危险。

本月产检项目

产检项目	检查内容和目的
听胎心音	• 监测胎儿发育情况
血常规检查	• 如果孕妈妈贫血，不仅会出现产后出血、产褥感染等并发症，还会殃及宝宝，例如易感染、抵抗力下降、生长发育落后等
妊娠糖尿病筛查	• 检测是否患有妊娠糖尿病
B 超检查	• 主要是为了了解胎儿的发育情况有无异常。本月，羊水相对较多，胎儿大小比例适中，在子宫内有较大的活动空间。此时进行 B 超检查，能清晰地看到胎儿的各个器官
测量宫高、腹围	• 了解胎儿宫内发育情况，是否发育迟缓或为巨大儿

注：以上产检项目可作为孕妈妈产检参考，具体产检项目以各地医院及医生提供的建议为准。

专家解读产检报告

妊娠糖尿病筛查会根据空腹、餐后 1 小时、餐后 2 小时这 3 次抽血测定血糖，正常血糖标准如下，如果三项中任何一项的值达到或超过以下临界即诊断为妊娠糖尿病。

空腹血糖 <5.1 毫摩尔 / 升

餐后 1 小时血糖 <10 毫摩尔 / 升

餐后 2 小时血糖 <8.5 毫摩尔 / 升

让你一次就通过的小秘密

通过妊娠糖尿病筛查的小秘密

在做妊娠糖尿病筛查前一天晚上 10 点后就不要进食了，也别摄入过多糖分，吃太多水果或吃得过饱，这些都可能会导致检查超标。

检查当天不要吃早餐，空腹抽血后，将 50 克葡萄糖粉溶于 200 毫升水中，5 分钟内喝完，此后 1 小时和 2 小时后分别会进行抽血。

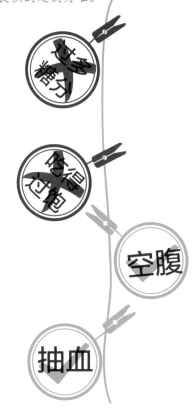

孕 21 周 越来越有"孕"味

本周开始就进入孕 6 月了，孕妈妈的肚子越来越大，越来越有"孕"味了，越来越明显的胎动，都会让孕妈妈感觉到幸福。

营养：喝不喝孕妇奶粉

孕妇配方奶粉是在牛奶的基础上，进一步添加孕期所需要的营养素制成的。这些营养素包括叶酸、铁、钙、DHA 等，可以满足孕妈妈在孕期的营养需要。有的孕妈妈早孕反应比较厉害，到了孕中期体重增长还是较为缓慢，可以每天通过摄入一两杯孕妇配方奶来补充营养。

喝孕妇奶粉有讲究

1. 冲调奶粉的温度不宜过高，宜用温水冲调，开水冲调会使其中的营养成分发生分解变化而降低其营养价值。

2. 如果血色素偏低，选择添加了铁剂的配方奶粉能够有效帮助预防贫血。

3. 挑选的时候要看厂家、挑口味、看保质期，最好选择大品牌的孕妇配方奶粉。要仔细查看执行标准和卫生许可证编号。阅读营养素标准，看是否满足自己的营养需要。

4. 辨别优质的孕妇奶粉。手捏住包装摇动，听是否会发出清晰的"沙沙"声。打开后无异常气味。优质孕妇奶粉应是乳白色或乳黄色，冲泡后无沉淀物。

5. 回家后别忘记在奶粉桶盖上贴一张小条，记下开盖日期，因为开盖后奶粉的保质期仅为 3 周。

孕妇奶粉每天不超过 2 杯

喝孕妇奶粉要控制量，每天不能超过 2 杯，更不能把孕妇奶粉当水喝，也不能既喝孕妇奶粉，又喝其他牛奶、酸奶，或者吃大量奶酪等奶制品，这样会增加肾脏负担，影响肾功能。

饮食均衡，体重等各项指标都在正常值范围内，或者是已经超标的孕妈妈，不需要喝孕妇奶粉，否则可能造成胎宝宝营养过剩，出现巨大儿。而且摄入热量过多，孕妈妈本身也有可能变得肥胖。作为早餐，孕妈妈可以先吃一些全麦面包、麦片，再喝 1 杯孕妇奶粉，健康又营养。

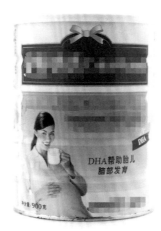

每天可以喝一两杯孕妇奶粉补充营养。

生活：穿出完美"孕"味

担心怀孕之后就要告别"美丽"二字？那是因为不知道孕期的女人也有别样的风采。掌握孕期衣着搭配技巧，孕妈妈同样可以美得很特别。

穿出"孕"味造型

其实，专门的孕妇装只有在怀孕中后期才用得着，之前长达五六个月的时间，完全可以用宽松的时装来代替，休闲裤、运动外套都很实用。那种不强调腰身、裙摆稍长的裙子也是时尚孕妈妈的好选择，像娃娃裙、帐篷式印花长衫和短裙，都可以代替孕妇裙一直穿到孕中后期，大大的肚子为时装平添可爱。更重要的是，等你生完宝宝，它仍然是一条时髦的裙子。

孕期服饰的选择和搭配

上班时选择较正式的洋装或套装，或是以长裤搭配俏丽的上衣。先准备一些不可少的基本款，例如：容易搭配的单件上衣、衬衫，黑、白裤装，以及不可或缺的背心裙、变化多端的一件式短洋装或长洋装。再搭配购买合适的服装，以少量衣服，变出多种穿法。

在家中，可选择针织类、棉绒类休闲套装，永远不会过时的牛仔布系列服装，或是以运动服加以变化的孕妇装。宽松的短裤和 T 恤是比较舒服的休闲装扮。无袖连衣裙是夏季最好的选择，内穿 T 恤外配罩衫都可以。

一般人参加宴会的机会应该不是太多，可只购买一件较有质感的服装，再搭配一条项链或披肩，也能营造出宴会的效果。

挑选睡衣也有讲究，市面上有为孕妈妈设计的睡衣，宽松的腰围设计，能让你睡觉时更为舒服。

"孕"味十足是一种别样的风采和美丽。

专家说：胎宝宝不是越大越好

根据我国标准，新生儿出生体重等于或大于 4 千克，就被称为巨大儿。巨大儿会导致分娩困难，并且对孕妈妈和胎宝宝的健康都会产生不良影响。所以，胎宝宝可不是越大越好。

巨大儿有什么不好

巨大儿出生时会导致分娩过程延长，最后不得不采用产钳或胎头吸引器助产，甚至剖宫产。对母亲可能造成产道撕裂伤，重者甚至发生子宫和膀胱破裂。另外，由于胎宝宝过大，宝宝娩出后子宫常常收缩不良，还可能造成产妇产后出血甚至死亡。因为胎宝宝偏大，导致难产的机会增加；如果母亲是妊娠糖尿病患者，分娩的巨大儿还可能出生后发生低血糖等情况。巨大儿与孕妈妈营养过剩有关。很多孕妈妈认为吃得越多，胎宝宝越健康，于是才猛吃大鱼大肉及各种保健品，而孕期运动量不足，容易导致自身体重严重超标，胎宝宝的体重也随之猛增；另外，一些遗传因素以及孕妈妈患有糖尿病或糖耐量降低时，往往也容易生出巨大儿。

如何预防巨大儿

科学摄取营养，调整生活节奏，这是降低巨大儿发生率的关键。孕妈妈应随时监控体重，按时检查，多听取医生建议。

胎宝宝偏大怎么办

坚持运动。孕妈妈要进行适当的运动，比如散步、做孕妇操，不要整天待在家里坐着或者躺着，避免营养过剩。

孕中期遵医嘱做妊娠糖尿病检查，合理调整饮食，避免妊娠糖尿病的发生。如果发生妊娠糖尿病，更应该接受医生对营养摄取的指导，避免胎宝宝增长过快。

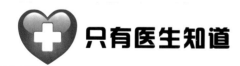

只有医生知道

孕妈妈长期、大量吃水果也容易养出巨大儿。因为成熟的水果中含大量果糖、葡萄糖及其他单糖，特别容易被人体快速吸收。所以，孕妈妈长期、大量吃水果，不仅会导致妊娠糖尿病、肥胖症的出现，胎宝宝也容易长成巨大儿。

孕 22 周 大肚子也可以很舒服

即便是孕妈妈的腹部已经高高隆起，只要孕妈妈和准爸爸都稍加留意一些，也一样可以舒舒服服度过孕期，甚至准爸爸可以带孕妈妈去旅游。

营养：少进补一些更健康

孕妈妈的营养均衡很重要，应保证摄入食材的多样化，除了注意多摄入一些钙、维生素等促进胎宝宝发育的营养外，还应注意减少高盐、高糖、高蛋白质食物的摄入，以保证孕妈妈和胎宝宝的健康。

减少钠的摄入量

体内钠含量较多，易引起水肿，并导致血压升高，这会增加孕妈妈患妊娠高血压疾病的危险，同时也不利于胎宝宝的发育。

在孕期中，孕妈妈的肾脏功能会出现生理性减退，排钠量相对减少，孕妈妈应适度减少钠摄入量，尤其是那些基础血压原本就偏高，或者家族中有高血压、糖尿病等遗传病史的孕妈妈。

尽量选择低钠饮食，钠不仅存在于食盐中，糖、鸡精中也含有大量的钠，孕妈妈要少吃甜食、鸡精等。

不宜长期摄入高蛋白食物

如果孕妈妈蛋白质供应不足，会使身体虚弱，从而导致胎宝宝生长缓慢，产后恢复迟缓，乳汁分泌稀少等。但是，孕期过量的高蛋白饮食会影响孕妈妈的食欲，增加胃肠道的负担，并影响其他营养物质摄入，使饮食营养失去平衡。

过多地摄入蛋白质，容易引起腹胀、食欲减退、头晕、疲倦等现象。同时，蛋白质摄入过量，也易导致胆固醇增高。因此，孕妈妈不宜长期食用高蛋白质饮食。建议孕妈妈每天蛋白质的摄入量为80~100 克。

细嚼慢咽减轻肠胃负担

孕 6 月大多数孕妈妈都会出现胃胀、消化不良的现象，这是由于子宫增大，向上顶到肠胃，影响了肠胃蠕动导致的。若此时孕妈妈吃饭依然狼吞虎咽，会增加肠胃的负担，出现肠胃胀气、消化不良等症状。

食物未经充分咀嚼，进入肠胃之后，与消化液的接触面积小，食物与消化液不能充分混合，会影响营养的吸收。有些粗糙食物，因咀嚼得不够细，还会加大肠胃消化负担或损伤消化管道。为了孕妈妈的健康和胎宝宝的发育，孕妈妈吃饭时要细嚼慢咽。

生活：空调怎么吹

随着孕周的增加，孕妈妈会越来越怕热，如果是夏天，更让孕妈妈感到难受，孕妈妈是可以吹空调的，但应注意以下几点注意事项，以免因使用不当导致孕妈妈生病。

别贪凉

夏天天气炎热，空调温度不宜过低，最好不要低于26℃，室内感觉微凉就可以了，切忌让室内外温差过大，否则孕妈妈极易感冒。而且孕妈妈不要直吹空调风，以免出现受冷风侵袭所致的咳嗽、头痛等症状。

定时通风换气

一般空调连续使用1~3小时后，孕妈妈最好关闭空调，打开门窗至少10分钟以上，更换一下室内的空气，这可以降低空气中的病毒和细菌的浓度，改善空气质量。不要完全依赖空调的换风功能。

盖好肚子保护胎宝宝

睡觉时，孕妈妈一定要记得用毛巾被盖好腹部，以防胎宝宝受凉。就算是白天的午睡或者工作间歇时的小憩，孕妈妈都应注意保护好胎宝宝，可以盖个小毯子或是用衣服裹好腹部。

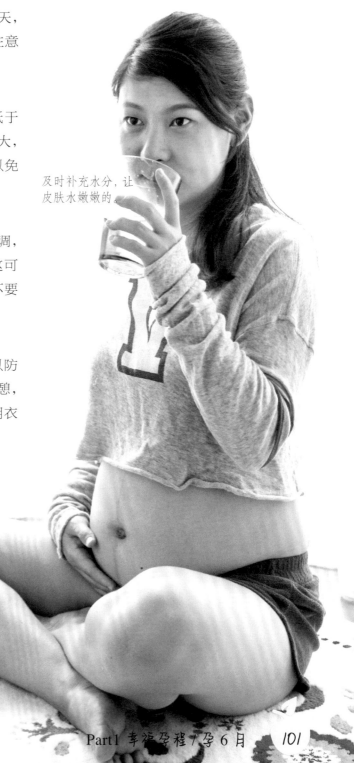

及时补充水分，让皮肤水嫩嫩的。

加湿或多喝些水

怀孕本身有时就会让你皮肤干燥，吹空调会让这个情况更加严重。给室内进行加湿是个不错的选择，孕妈妈可以在房间里放一盆清水。同时建议孕妈妈多喝些水，能为身体补充足够的水分。涂抹滋润效果好的护肤霜也会有效地缓解皮肤干燥、发痒的症状。

专家说：带着胎宝宝去旅游

胎宝宝在腹中已经很安全，在身体还没有变得笨重前，如果孕妈妈身体状态好的话，赶紧和准爸爸出去旅游吧。不过，旅游不能像孕前那么随心所欲了，很多事情都要注意。

制订合理的旅游计划

即使身体状况很好，孕妈妈也不能太过疲劳，所以在行程安排上一定要留出足够的休息时间。出门前应征求医生的同意。此外，在出发前必须查明到达地区的天气、交通、医院等，若行程难以计划和安排，有许多不确定的因素，还是不去的好。

孕 14~30 周适宜旅游

孕 14 周以前，由于有流产危险和早孕反应，孕妈妈最好不要长途旅游。孕 32 周以后，由于身体的负担加重，也不宜去长途旅游。

孕 14~30 周是孕妈妈旅游的最佳时间。但不要选择旅游高峰期去游玩，坐车最好不要超过 2 个小时，坐火车比汽车合适。可以乘短途飞机，尽量不要乘长途飞机。

要有人全程陪同

孕妈妈不宜一人独自出门，如果与一大群陌生人做伴也是不合适的，最好是由准爸爸、家人或好友等熟悉的人陪伴前往，这不但会使旅程愉快，当感觉累或不舒服的时候，也有人可以随时在身旁照顾。

选择出行方式

如果是短途，坐汽车出行，要系好安全带，当进入服务区时，孕妈妈要下车活动一下。如果是远途，则最好选择火车或飞机。如果乘坐火车时间较长的话，就要选择卧铺的下铺。坐飞机，则最好选择靠近洗手间或过道的地方。

饮食要注意

避免吃生冷、不干净或没吃过的食物，以免造成消化不良、腹泻等突发状况；奶制品、海鲜等食物容易变质，若不能确定是否新鲜，最好不要吃；多喝开水，多吃水果，可防脱水和便秘。

旅游需要准备的物品

产前检查手册：以备不时之需。

医生的电话号码：有需要时可以随时咨询医生。

钱包、银行卡：带卡出游是明智的选择。

身份证：订酒店、订机票、车票时都需要用到它。

机票或火车票：事先准备好，一定不要忘记。

相机：能够记录孕妈妈和胎宝宝共同出游的整个过程，对自己和宝宝都是一个很好的纪念。

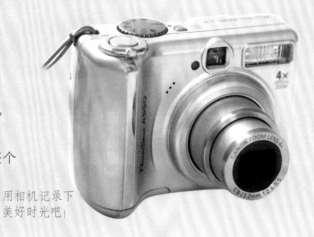

用相机记录下美好时光吧！

 只有医生知道

　　适当的外出旅游有利于身心的愉快，也会让胎宝宝感受到大自然的味道，有助于他的健康发育，但孕妈妈不要因为外出旅游太过兴奋，也不要给自己制定太多计划，因为运动量太大容易造成孕妈妈的体力不支，进而导致流产、早产及破水。太刺激或危险性高的活动也不可参与，例如过山车、自由落体、高空弹跳等。

　　而且在旅途中，若感觉疲劳要及时休息；若有任何身体不适，如下体出血、腹痛、腹胀、破水等，应立即就医。此外，如果孕妈妈有感冒发热等症状，也应该及早去看医生，不要轻视身体出现的任何症状而继续旅游。

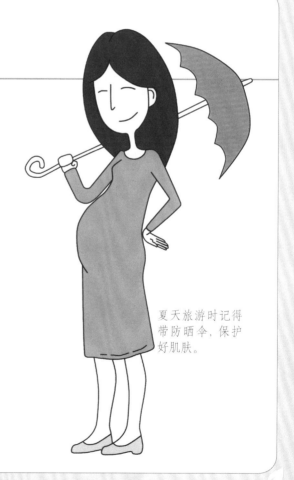

夏天旅游时记得带防晒伞，保护好肌肤。

孕 23 周 胎宝宝快速生长

本周，胎宝宝依然在快速增长，孕妈妈的体重也在快速增长着，孕妈妈要开始调整胎宝宝的营养和自身休息了，这样不仅能够确保胎宝宝的健康，还有助于足月后的顺产。

营养：怎样长胎不长肉

孕中期，如果孕妈妈体重增长过快，或者在孕早期就已经偏重的，可以多吃一些营养丰富而脂肪含量又低的食品。

选择低脂酸奶做加餐

益生菌是有益于孕妈妈身体健康的一种肠道细菌，而低脂酸奶的特点就是含有丰富的益生菌。在酸奶的制作过程中，发酵能使奶质中的糖、蛋白质、脂肪被分解成为小分子，孕妈妈饮用之后，各种营养素的利用率非常高。

晚餐这样吃

孕妈妈要保证营养的足量摄入，又要保证体重不增长太多，晚餐吃得科学很重要，孕妈妈记住下面 3 点：

1. 晚餐不宜过迟：如果晚餐时间与上床休息时间间隔太近，不但会造成脂肪堆积，加重胃肠道的负担，还会导致孕妈妈难以入睡。

2. 晚餐不宜进食过多：晚上吃太多的话，易出现消化不良及胃痛等现象，热量也不容易被消耗，久而久之就会让孕妈妈的体重直线上涨。

3. 不宜吃太多肉蛋类食物：在晚餐进食大量蛋、肉、鱼后，而活动量又很小的情况下，多余的营养会转化为脂肪储存起来，使孕妈妈越来越胖，还会导致胎宝宝营养过剩。

素食孕妈妈吃豆制品

对于那些坚持素食的孕妈妈，豆制品是一种再好不过的健康食品了。它可以为孕妈妈提供很多营养物质和膳食纤维，既能保证提供丰富的蛋白质、维生素等营养素，以满足正在快速发育的胎宝宝的营养需要，又不会让孕妈妈摄入过多油脂、热量引发肥胖。

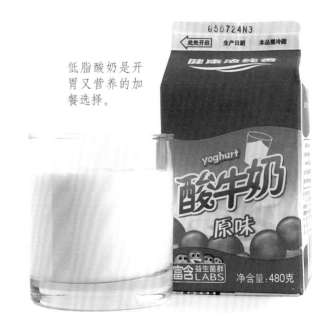

低脂酸奶是开胃又营养的加餐选择。

生活：要开始注意胎位了

胎宝宝的胎位是否正常，对分娩过程有很大影响，是决定分娩顺利与否的重要因素。因此孕妈妈要关注胎位的变化。

胎宝宝都有什么姿势

从胎宝宝身体的长轴与母体长轴的关系来看，有两种产式：两长轴相平行的，是直产式；两长轴相垂直的，称为横产式（又叫横位）。直产式又有头先露和臀先露之分。胎头朝下，最先进入骨盆的，叫作头先露（头位）；胎宝宝臀部朝下，最先进入骨盆的，叫作臀先露（臀位）。

足月胎宝宝中头位最多，为正常胎位；臀位很少，横产式更少。臀位和横位都是异常胎位，不利于分娩。

孕期要及时检查胎位

此阶段，由于胎宝宝还不是特别大，且羊水多，胎宝宝在子宫内活动范围比较大，胎位易于变动，医生方便采用一定的辅助手法加以转位。孕32周后，胎宝宝与子宫壁贴近，胎位相对恒定，如果到那时才发现胎位不正，就很难纠正了。不过，即使胎位不正，遵照医生的建议，合理选择分娩方式，宝宝也能顺利出生。

胎位不正纠正方法

膝胸卧位操：适用于孕30周，胎位仍为臀位或横位者。于饭前或饭后2小时，或于早晨起床及晚上睡前做。孕妈妈先排空尿液，松解腰带，在硬板床上，俯撑，膝着床，臀部高举，大腿和床垂直，胸部要尽量接近床面。每次10~15分钟，每天两次就可以了。

侧卧法：对于横位可采取此方法。侧卧时还可同时向侧卧方向轻轻抚摸腹壁，每天两次，每次15~20分钟。也可在睡眠中采取侧卧姿势。

以上方法都应在医生的指导下进行，如果还不奏效，医生会根据情况采用外倒转术纠正胎位不正。但外倒转术有一定的风险，孕妈妈要做好思想准备。

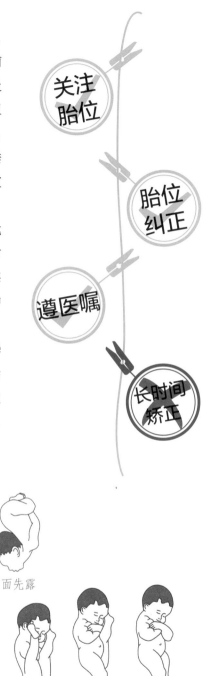

关注胎位

胎位纠正

遵医嘱

长时间矫正

枕先露　　前囟先露　　额先露　　面先露

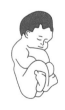 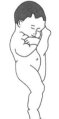 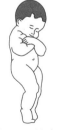

混合臀先露　单臀先露　单足先露　双足先露

专家说：睡眠那些事儿

从本月开始，孕妈妈的睡眠时间要适度延长，最好再比平时多睡 1 个小时。而大多数孕妈妈在孕中期会不同程度地出现失眠的情况，这是因为子宫增大压迫腹腔，使睡眠时产生不适，而引发失眠。其次，怀孕带来的许多不适，包括恶心、胃灼热、肢体疲惫、打鼾等，都会影响睡眠。怎样才能保证优质的睡眠呢？

规律的睡眠时间

专家建议每天晚上 10 点前睡觉，睡足八九个小时。尤其是晚上 11 点到次日凌晨 4 点这段时间内，一定要保证最佳的睡眠质量。养成有规律的睡眠习惯，晚上在同一时间入睡，早晨在同一时间起床，有助于快速入睡，并保证睡眠质量。

软硬适当的卧具

对于孕妈妈来说，睡过于柔软的床，如席梦思床并不适合。在棕床垫或硬板床上铺 9 厘米厚的棉垫较为合适，并注意松软、高低要适宜。市面上有不少孕妇专用的卧具，可以向医生咨询应该选购哪种类型的。孕妈妈千万不要舍不得换掉你的高级软床垫，因为这可是保证睡眠的重头戏。

正确的睡姿

仰卧时增大的子宫会压迫腹部主动脉，影响对子宫的供血和子宫的发育，所以尽量不要仰卧，最好取左侧卧位睡眠，这样对孕妈妈和胎宝宝都比较有利。当然，整晚只保持一个睡眠姿势是不太可能的，可以左右侧卧位交替。

睡前好习惯帮助好睡眠

睡前不胡思乱想：睡觉之前，不要胡思乱想，可以听一些曲调轻柔、节奏舒缓的音乐。

睡前洗个温水澡：睡前洗个温水澡不但能缓解疲劳，还能促进血液循环，帮助入睡。

可以吃助眠食物

到了孕中晚期，很多孕妈妈睡眠质量会变差，可以适当补充一些助眠食物，保证睡眠质量。

1. 牛奶有安眠的作用，如果在睡前喝 1 杯牛奶，可使孕妈妈较快地进入梦乡。

2. 苹果、香蕉等水果，可抵抗肌肉疲劳，每天吃适量的水果，也有很好的安眠作用。

3. 小米、莴苣、莲藕、莲子都有助眠的功效，孕妈妈在日常饮食中可以用小米、莲子煮粥，在晚餐食用或睡前食用。莴苣、莲藕洗净切片用来煮汤，加适量蜂蜜喝，有很好的安神入睡的功效。

 只有医生知道

在孕中期，大多数孕妈妈的失眠都不是病理性的，而是因为子宫增大压迫腹腔，使睡眠时产生不适，引发失眠。有些孕妈妈也可能会因为怀孕后精神兴奋、紧张、忧虑，导致失眠。

孕妈妈失眠先不要惊慌，也不必顾虑失眠对胎宝宝产生的影响，因为轻度失眠基本没有危害。上床后不要多想，可以运用一些能使自己放松的方法帮助入眠，如改善卧室环境、睡前泡泡脚、读读书等。

若孕妈妈实在难以入睡，已经严重影响到身体状况，可在医生指导下适当使用药物。

宜适当食用芹菜，可缓解失眠。有些孕中期女性因为腹部增大，身体不适，以及担心未来宝宝健康等问题，会出现失眠现象。可用连叶带根的芹菜煮粥，或者将芹菜与新鲜酸枣一起煮水喝，有安眠的作用。如果睡眠质量差到忍无可忍，孕期可以适当选用安神的中药。但一定要在医生的指导下服用，同时不可连续服用超过 1 周。

芹菜有安眠作用，可以用来煮粥喝。

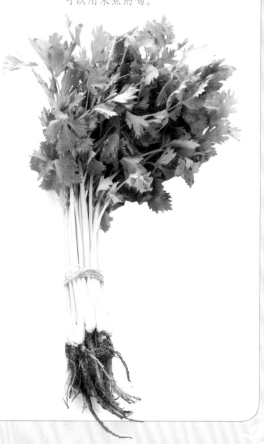

孕 24 周 不做"糖妈妈"

妊娠糖尿病对胎宝宝和孕妈妈都有很大的危害，大约 30% 的妊娠糖尿病患者在 5~10 年后转变为慢性糖尿病，而其胎儿发生先天畸形的概率比一般孕妈妈的高两三倍。孕妈妈一定要注意自己的血糖变化，千万别做"糖妈妈"。

营养：控糖要吃对

孕妈妈都不希望自己患上妊娠糖尿病，从饮食上做到控制热量摄入是预防妊娠糖尿病的第一步，孕妈妈一起来合理规划自己的孕期饮食吧。

时刻预防营养过剩

传统观念认为，怀孕时多吃点，宝宝出生时胖一点，就是健康。其实这是错误的观念，孕期如果营养过剩，孕妈妈摄入过多的热量，可能会导致葡萄糖耐受性异常，糖代谢紊乱，引发妊娠糖尿病，还有可能增加妊娠高血压疾病发生的风险，直接导致分娩困难。如果孕妈妈身体是健康的，就没有必要盲目乱补。平时所吃食物尽量多样化，多吃一些新鲜蔬菜，少吃高盐、高糖食物，高糖水果也要控制不能多吃。

每天水果不过 500 克

怀孕的时候多吃水果，宝宝的皮肤也会"水汪汪"，但是，并不是越多越好，孕妈妈每天吃的水果最好不要超过 500 克。水果普遍含糖量较高，如果吃得太多，会使孕妈妈的体重增长过快，胎宝宝过大，增加顺产的难度。还会使孕妈妈体内的糖代谢发生紊乱，患上妊娠糖尿病，危害孕妈妈和胎宝宝的健康。

此外，水果也不能代替蔬菜。大部分水果含的糖分会使血糖的浓度上升，而蔬菜含的主要是淀粉类的多糖，不会引起血糖发生较大的波动。水果含的膳食纤维主要是果胶、纤维素和半纤维素，而蔬菜所含的膳食纤维多是粗纤维，有利于肠道蠕动，防止便秘。

> **晚餐要吃主食**
>
> 孕妈妈不要为了控制血糖、体重升高，晚上就不吃主食，这样营养摄入会失衡，可以吃半份白米饭，加一小块蒸南瓜或者一个蒸土豆。这样吃能做到粗细搭配，营养也会更丰富，不光补充了蛋白质，还补充了膳食纤维，有助于孕妈妈控制血糖和体重。

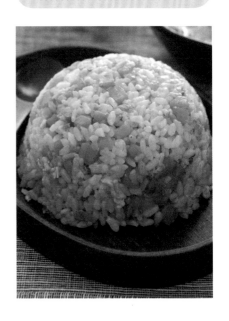

生活：运动控制体重也重要

孕中期是孕妈妈体重迅速增长、胎宝宝迅速成长的阶段，多数孕妈妈体重增长会超标，快速的体重增长很容易引起妊娠糖尿病，孕妈妈可别忽视了体重控制。

良好的饮食习惯

有的孕妈妈喜欢边看电视边吃零食，不知不觉进食了大量的食物，这个饮食习惯很不好，容易造成营养过剩，导致脂肪堆积，使孕妈妈体重迅速增长。孕妈妈要注意饮食有规律，控制食量且按时进餐。如果孕妈妈总感觉饿，想要吃些零食，可以选择一些热量较低的蔬菜和水果，制成沙拉来吃，不要选择糖果、油炸薯片等高热量食物作为零食。

控制体重要运动

孕妈妈只吃不运动，体重势必会增长过快，甚至超重，超重不仅会有生出巨大儿的风险，孕妈妈也极易患上妊娠高血压疾病、妊娠糖尿病等。所以为了自己和胎宝宝的健康，孕妈妈要学会控制体重。一方面要注意饮食，另一方面要注意运动，两者结合，不仅能合理增长体重，还能改善孕期的各种不适，有利于顺产，孕妈妈产后也能更快恢复身材。

运动时应注意自身情况

孕妈妈虽然可以增强运动强度，但也应根据自身情况来逐步增加。孕妈妈要先从舒缓的运动开始做起，逐渐增强运动强度，并且要时刻关注身体情况，如果出现不适，就不要盲目追求运动强度。

另外，即便是孕前就坚持锻炼的孕妈妈，也不适合频繁地进行运动强度较大的运动，一周三四次即可，否则，容易造成孕妈妈自身损伤或胎宝宝缺氧等危险情况。

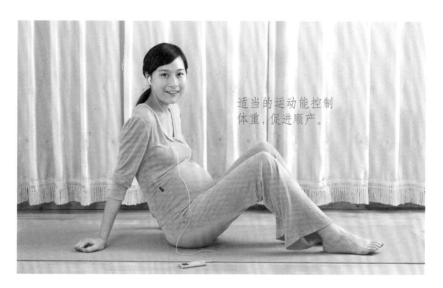

适当的运动能控制体重，促进顺产。

运动量力而行

孕妈妈运动要量力而行，切不可过激。孕妈妈不要做跳跃、猛跑、突然拐弯等动作，弯腰的时候也要注意不要压到肚子，而且要注意运动时间不要太长，如果感到头晕、呼吸不畅、心跳过快、重心不稳等情况，应立即停止运动。

专家说：妊娠糖尿病不可怕

妊娠糖尿病是指在怀孕期间首次发现或发病，由不同程度糖耐量异常及糖尿病引起的不同程度的高血糖。妊娠糖尿病影响母婴健康，所以应尽早通过产检发现病症，及时治疗。

妊娠糖尿病隐患多多

容易导致胎宝宝过大，不但会增加孕妈妈的负担，同时也会增加胎儿宫内窘迫和剖宫产的发生率。容易导致胎宝宝胎肺成熟减慢，易患肺透明膜病，也容易造成早产。新生儿容易发生低血糖，出现吞咽困难、苍白、颤抖、呼吸困难、躁动等症状。严重时可能导致新生儿猝死。

易患妊娠糖尿病的孕妈妈

1. 家族中有糖尿病患者，特别是一级亲属（包括父母和兄弟姐妹）中有糖尿病患者的孕妈妈。

2. 孕前体重过重、增长过多。

3. 曾经分娩过体重大于 4 000 克宝宝的孕妈妈。

4. 有吸烟史者。

这样吃有利于"糖"正常

注意餐次分配：少食多餐，将每天应摄取的食物分成五六餐。每日的饮食总量要控制好。在热能的分配上，早餐的热能占全天总热能的 30%，要吃得好；中餐的热能占全天总热能的 40%，要吃得饱；晚餐的热能占全天总热能的 30%，要吃得少。这样安排饮食，才是科学、合理的。

多摄取膳食纤维：在可摄取的分量范围内，多摄取高膳食纤维食物，如以糙米饭或五谷米饭取代白米饭，选用全谷类面包或馒头，增加蔬菜的摄取量。

饮食清淡：控制油及动物脂肪的摄入量，烹饪用油以植物油为主，减少用煎炸的烹调方式，多选用蒸、煮、炖等烹调方式。

水果适时、适量补充：水果的补充最好是在两餐之间，每天最多不能超过 200 克，尽量选择含糖量低的水果，或以蔬菜代替，如西红柿、黄瓜等，千万不要无限量吃西瓜等高糖分水果。尽量选择膳食纤维含量高的非精制主食，这样有利于血糖的控制。

果汁营养丰富也别当水喝：新鲜水果中富含维生素、膳食纤维，孕妈妈适当吃水果对身体好，但是水果中糖分较高，孕妈妈将水果榨汁当水喝，不利于控制血糖。

妊娠糖尿病筛查应知道这些事

正常妊娠而无高危因素者应在孕 24~28 周采血化验筛查；而高危因素人群第一次产检时就应接受筛查，若第一次筛查正常，也应在孕 32 周时再复查。在准备做妊娠糖尿病筛查的前几天就要控制糖和水果的摄入量。检查前一晚 10 点后不要吃东西，早晨不能吃东西，因为要查空腹血糖。

 只有医生知道

有一些孕妈妈认为自己家族中没有糖尿病的历史，对妊娠糖尿病筛查不重视，还有一些娇气的孕妈妈因为听说妊娠糖尿病筛查或者葡萄糖耐量试验时要空腹喝甜腻的葡萄糖水，会造成不适或者呕吐，所以不愿意做，这种做法只会把自己和胎宝宝放到危险的境地中，所以一定要纠正这些错误观念。

检查出患有妊娠糖尿病的孕妈妈要控制饮食量，但也并不是说不让吃饱饭，每天都饿着。其实，这个控制主要是说的碳水化合物、糖类、脂肪，而蛋白质、膳食纤维、维生素的摄入量可不能少，每日蛋白质的进食量要与相同妊娠周期的正常孕妈妈基本相同或略高一些。特别要多吃一些豆制品，增加植物蛋白质的摄入。另外，合理作息、保证充足的睡眠，也是这个时期患妊娠糖尿病的孕妈妈应当做到的。

孕 7 月

现在胎宝宝发育良好，他像一棵顽强的小树苗，已经在你的子宫中深深地扎下根来。这时候，孕吐已经是遥远的过去，你也不用再整日小心翼翼地应对各种身体不适。放松身心，好好地享受这难得的孕期时光。

亲爱的爸爸妈妈：我越来越大了，活动也越来越频繁，妈妈是不是感觉很辛苦了？妈妈要尽可能地休息好。

这个月，我的智力也在快速增长，妈妈要记得多吃些益智的食物哦。随着脑部逐渐变得发达，我还会哭、会喘气、会吮手指头，还有思维了、会记忆了。爸爸妈妈要多陪我做做游戏，这样有助于开发我的思维。

——你们的宝贝

胎宝宝发育天天见

▶ **第 169~170 天**（第 25 周第 1~2 天）

胎动更明显

现在，胎宝宝的力气越来越大，当他使劲踢打的时候，孕妈妈能够更明显地感觉到胎动了。

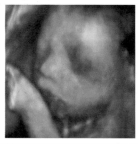

第 183~185 天（第 27 周第 1~3 天）

鼻孔张开

胎宝宝的鼻孔已经张开，他正在练习如何呼吸，为出生后自由顺畅地呼吸做着准备。

◀ **第 180~182 天**（第 26 周第 5~7 天）

大脑脑波开始对外界有反应

胎宝宝大脑脑波对视觉和听觉开始有反应了，感官系统开始与大脑发生各种联系。

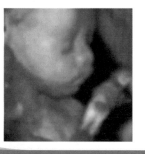

▶ **第 186~187 天**（第 27 周第 4~5 天）

对视觉、听觉反应强烈

胎宝宝的大脑脑波开始对视觉和听觉系统产生反应，这个时候如果做胎教，选择音乐胎教、美学胎教是再好不过的。

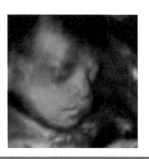

▶ **第 188~189 天**（第 27 周第 6~7 天）

脑容积变大

这个月胎宝宝的前脑会长大，脑容积变大，能包容所有发育的大脑组织，同时仍然保持大脑半球的划分。

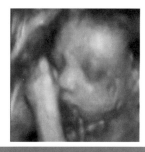

▶ **第171~173 天**（第25周第3~5天）

胎宝宝继续发育

胎宝宝继续发育，包括肺中的血管、恒牙的牙蕾、口腔内的神经等。

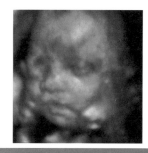

▶ **第174~175 天**（第25周第6~7天）

脊柱结构开始形成

胎宝宝的脊柱由33块环状骨、150个关节和1 000条韧带构成，这些结构将在这个月开始形成，孕妈妈要注意多补充一些钙。

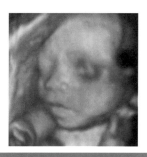

◀ **第178~179 天**（第26周第3~4天）

指(趾)甲在变长

胎宝宝的手指甲和脚趾甲慢慢长长，像一枚小小的贝壳扣在指(趾)端，也像蚌、蛤蜊的壳一样具有很好的保护作用。

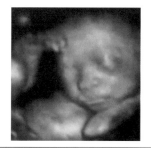

◀ **第176~177 天**（第26周第1~2天）

脂肪堆积速度变慢

在这个阶段，胎宝宝的脂肪堆积速度变慢，皮肤依然薄如蝉翼，透过皮肤能清晰地看到胎宝宝纵横交错的血管。

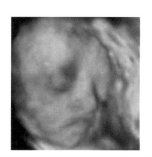

▶ **第190~192 天**（第28周第1~3天）

肌肉紧张度提高

胎宝宝肌肉的紧张度渐渐提高，他的小手可以更有力地抓握了。如果胎宝宝是个男孩，他的睾丸马上就要完全降到阴囊里了。

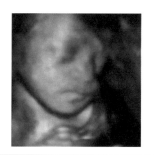

▶ **第193~196 天**（第28周第4~7天）

可以"呼吸"空气了

今天是很重要的一天，胎宝宝的肺已经发育到可以自己呼吸空气了，如果胎宝宝提前出生，也能很快自己呼吸，适应外面的世界。

孕 7 月产检

这时期发生贫血概率增加，孕妈妈务必坚持做血常规检查，若发现贫血，要在分娩前治愈。至此月末孕妈妈的产检时间开始变化，孕 28 周前每 4 周检查 1 次，孕 28 周开始每 2 周检查 1 次，孕妈妈务必定期到医院做检查。

本月产检项目

产检项目	检查内容和目的
尿常规检查	• 便于医生了解孕妈妈肾脏的情况
血压检查	• 检测孕妈妈是否患有高血压或低血压
体重检查	• 通过孕妈妈的体重增长情况对孕妈妈进行合理的饮食指导
B 超检查	• 可了解胎儿的发育情况有无异常
测量宫高、腹围	• 了解胎儿宫内发育情况，是否发育迟缓或为巨大儿
听胎心音	• 监测胎儿发育情况

注：以上产检项目可作为孕妈妈产检参考，具体产检项目以各地医院及医生提供的建议为准。

专家解读产检报告

双顶径：在孕 5 个月以后，双顶径基本与怀孕月份相符，也就是说，孕 28 周（7 个月）时双顶径约为 70 毫米，孕 32 周（8 个月）时约为 80 毫米。依此类推，孕 8 月后，平均每周增长 2 毫米为正常，足月时应达到 93 毫米或以上。

股骨长：指的是胎儿大腿骨长度，正常值与相应的怀孕月份的双顶径值差两三厘米。

肱骨长：指的是上臂骨的长度，用于推断孕中、晚期的妊娠周数。

让你一次就通过的小秘密

做彩超的小秘密

彩超的最佳检查时间是在怀孕的 22~26 周，双胎则为 22~23 周。这个时期胎宝宝的器官已经形成，胎宝宝的大小及羊水适中，检查的图像也就比较清晰。如果检查时间太早，则不能达到最好的检查效果。

另外，在做四维彩超前半小时，孕妈妈可以吃点东西，喝点水，这样可以增加胎动。

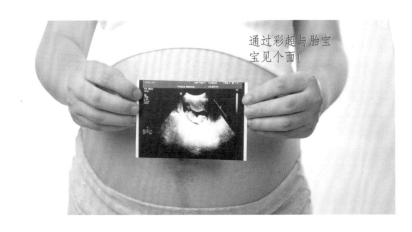

通过彩超与胎宝宝见个面！

孕 25 周 保护好宝宝的"粮袋"

本周，有些孕妈妈的乳房会分泌出少量乳汁，为了保持乳房的清洁和健康，孕妈妈可以每天用温水（不用香皂）轻轻擦拭乳房，以去除溢出的乳汁，注意补充一些高质量食物，为产后哺乳储备能量。

营养：提高饮食质量，迎接孕晚期

孕妈妈的肚子越来越大，胎宝宝的活动越来越频繁，孕妈妈会觉得更加疲倦。从本周起，孕妈妈更要注意饮食的质量了。

增加蛋白质的补充

现在胎宝宝的身体器官在迅速发育，作为造就躯体的原材料，蛋白质必不可少。世界卫生组织建议，孕妈妈在孕中期，每日摄取优质蛋白质 90 克，相当于牛奶 300 毫升，或鸡蛋 2 个，或瘦肉 50 克中的蛋白质含量。

向冷饮、冰淇淋说拜拜

在孕期，孕妈妈的胃肠对冷的刺激非常敏感。多吃冷饮、冰淇淋会使胃肠血管突然收缩，胃液分泌减少，消化功能降低，从而引起食欲缺乏、消化不良、腹泻，甚至引起胃部痉挛，出现剧烈腹痛现象。

孕妈妈的鼻、咽、气管等呼吸道黏膜往往充血并伴有水肿，如果贪食冷饮，充血的血管突然收缩，血液减少，可致局部抵抗力降低，使潜伏在咽喉、气管、鼻腔、口腔里的细菌与病毒乘虚而入，引起嗓子痛哑、咳嗽、头痛等问题，严重时能引起上呼吸道感染或诱发扁桃体炎。

此外胎宝宝对冷的刺激也极为敏感，当孕妈妈喝冷饮或吃冰淇淋时，胎宝宝会在子宫内躁动不安，使胎动变得异常频繁，这种情况如果持续的时间比较长，则会引起胎宝宝宫内缺氧。

不要再吃罐头了

孕妈妈不宜多吃罐头食品。罐头食品在生产中往往是经过高温蒸煮等杀菌程序，其营养价值不如新鲜食物。此外，为了保持产品的新鲜程度以及美观，罐头食品在制作过程中多加入防腐剂、人工色素、甜味剂等添加剂，不适合孕妈妈食用。

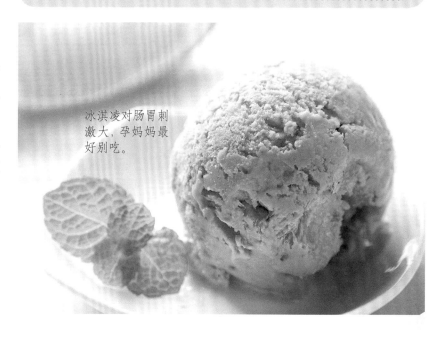

冰淇凌对肠胃刺激大，孕妈妈最好别吃。

生活：流鼻血不要慌

孕激素使得孕妈妈的血管扩张充血，同时，血容量比非孕期增高，而人的鼻腔黏膜血管比较丰富，血管壁比较薄，所以容易破裂引起出血。尤其是经过一个晚上的睡眠，起床后，体位发生变化或擤鼻涕时，就更容易流鼻血。

流鼻血怎么处理

随身携带一些纸巾备用。若发生流鼻血，请不要紧张，可走到阴凉处坐下或躺下，抬头，用手捏住鼻子上部，然后将蘸冷水的药棉或纸巾塞入鼻孔内。如果不能在短时间内止住流血，则可以在额头上敷上冷毛巾，并用手轻轻拍额头，从而减缓血流的速度。

预防更重要

注意调整饮食结构，少吃辛辣的食物，多吃富含维生素C、维生素E的食物，比如黄瓜、西红柿等蔬菜；苹果、芒果、桃子等水果；以及豆类、蛋类、乳制品等食物，可以巩固血管壁，增强血管的弹性，防止破裂出血的情况发生。

少做擤鼻涕的动作，避免因损伤鼻黏膜血管而出血。每天用手轻轻地按摩鼻部和脸部一两次，促进局部的血液循环与营养的供应，尤其是在干燥、寒冷的冬天。

春秋空气干燥的季节，最好使用加湿器，增加空气湿度。夏季天气炎热时最好避免外出，温度增加导致的内热加重也可能引起流鼻血。气温高的时候最好待在室内，可以适当吹吹风扇或空调，防止内热加重。

快速止鼻血小妙招

1. 将流血一侧的鼻翼推向鼻梁并保持5~10分钟，即可止血，如果两侧均出血，则捏住两侧鼻翼。鼻血止住后，鼻孔中多有凝血块，不要急于将它弄出，尽量避免用力打喷嚏和用力揉搓，防止再出血。

2. 左鼻孔流血，举起右手臂，右鼻孔流血，举起左手臂，数分钟后，鼻子即可止血。

3. 取大蒜适量，去皮捣成蒜泥，敷在脚心上，用纱布包好，可较快止鼻血。

4. 坐在椅子上，将双脚浸泡在热水中，也可止鼻血。

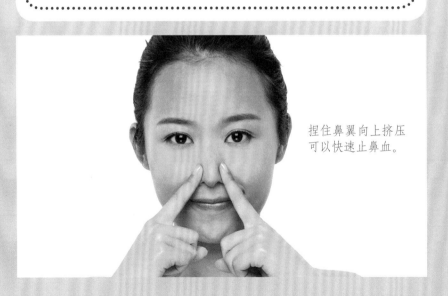

捏住鼻翼向上挤压可以快速止鼻血。

专家说：警惕不正常乳汁

从孕早期开始，乳腺就受激素作用在增长了，到了孕中、晚期增长的速度会加快。有一些孕妈妈会在孕中期发现有乳汁分泌，这是很正常的。不过仍要小心乳头上是否有其他不正常的非乳汁液体流出来，这可能代表有潜在的乳房疾病。

乳腺肿瘤及乳癌

成因：主要是因为怀孕造成雌激素急速上升，促进乳房持续长大，同时也会刺激已存在的雌激素依赖性肿瘤（乳腺纤维瘤或乳癌）快速生长。

症状：发生的概率并不会因为怀孕而减少，反而容易被忽略，最后也可能因为癌症细胞的快速生长而有不正常的液体流出。

急性乳腺炎

成因：是由于乳腺管内本身有乳汁淤积，乳汁本身是细菌繁殖的温床，加上此时若有细菌的感染即会造成乳腺炎。

症状：虽然大部分的乳腺炎是发生在产后哺乳期，但也有少部分会发生在怀孕期。它通常只发生在单侧的乳房，乳房会有局部的肿胀、疼痛、皮肤发红发热，可能有化脓的液体流出，会有臭味，孕妈妈有时可同时出现全身性类似流感的症状，如发热、畏寒、全身无力等。

炎性乳腺癌

炎性乳腺癌可能会出现局部的红肿热痛，出现类似乳腺炎的症状，此时可能就需要借助其他的仪器及检查去做鉴别诊断，找出真正的原因。

有异常分泌物及时就医

孕期乳房出现分泌物属于正常情况，有些初乳会在孕期开始分泌，孕妈妈只要做好基本的清洁护理即可。如分泌物并非乳汁，就一定要与医生确认，是否为正常的分泌物。若是乳腺管扩张导致分泌物多，且平常流量不多，检查报告也确定没有发炎或恶性细胞时，基本上不会进行特别处理，但若有发炎的情况，就会用药物止住发炎。

孕 26 周 为胎宝宝的成长添动力

即将进入孕晚期,胎宝宝会迅速发育,需要更多的营养和能量。孕妈妈每日饮食要规律,营养要均衡,适当锻炼,为胎宝宝的发育提供有力的支持。

营养:早餐要吃好

早餐能为人体提供充足的能量,以维持整个上午的活动。正确的饮食习惯应该是"早吃好,午吃饱,晚吃少"。

早餐一定要吃

孕妈妈不仅负责自身的营养供给,还要为胎宝宝输入营养。如果孕妈妈不吃早餐的话,不仅会造成自身能量的缺乏而导致贫血、头晕甚至昏迷,而且还会影响胎宝宝的发育。对于孕妈妈来说,营养丰富的早餐更是重要至极的,可以选择牛奶、鸡蛋、全麦面包等。也可以选择孕妇奶粉,营养方面比较均衡。

清淡营养早餐最适合

孕妈妈早餐要尽量吃一些清淡易消化的食物,例如鸡蛋青菜面、绿豆大米粥、小米南瓜粥等。早餐食物尽量选用新鲜天然绿色食品,避免食用含食品添加剂、色素、防腐剂的食品,如腌制榨菜、罐头等。

早餐吃麦片使精力更充沛

麦片不仅可以让孕妈妈一上午都精力充沛,还能降低体内胆固醇的水平。不要选择那些口味香甜、精加工过的麦片,最好是纯天然的,没有任何糖类或其他添加成分的麦片。可以按照自己的口味和喜好在煮好的麦片粥里加一些果仁、葡萄干或是蜂蜜。

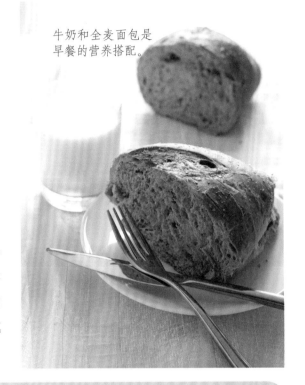

牛奶和全麦面包是早餐的营养搭配。

再简单的早餐也不能省

有些孕妈妈上班为了赶时间,常常会忘记吃早餐,而且国人一贯对早餐不是很重视,反而对晚餐很看重。但是,从营养和健康的角度上来讲,早餐和晚餐给人体提供的热能是一样的。所以,为了自己和胎宝宝的健康,应尽量吃过早餐再上班,也可以在前一天晚上准备好可以即热即食的早餐,总之就是切忌空腹上班。哪怕只是吃 1 把坚果、喝 1 袋牛奶、吃几片面包,也比早晨饿着肚子要来得健康。

生活：准爸爸的甜蜜按摩

看到孕妈妈疲惫的样子，准爸爸是不是很想为她分担一下呢？给孕妈妈做做按摩吧！孕期按摩能够促进血液循环、舒缓压力、减少不适感、增进睡眠质量。更重要的是，让孕妈妈体验到你的"亲手"关怀，她的心情会格外亮堂。

头部

效果：缓解头痛，松弛神经。

手法：用双手轻轻按摩头和脑后3~5次，用手掌轻按太阳穴3~5次。

胸部

效果：促进乳腺畅通，预防产后乳疮（孕晚期要停止，避免刺激乳房进而发生早产）。

手法：以乳晕为中心从腋下向中央聚拢胸部，反复6次以上。

腿部

效果：促进血液循环，消除水肿，预防痉挛。

手法：把双手放在大腿的内外侧，一边按压一边从臀部向脚踝处进行按摩；将手掌紧贴在小腿上，从跟腱起沿着小腿后侧按摩，直到膝盖以上10厘米处，反复多次。

孕期按摩须知

1. 根据个人需要，按摩身体各部位，15分钟便可。

2. 宜在床上按摩，床褥软硬不拘，只要感觉舒服便可。

3. 按摩时并非一定要使用润肤油，但若准爸爸双手粗糙，宜涂些润肤油，避免按摩时弄痛孕妈妈。

4. 按摩时力度要稳定，不要时重时轻。

5. 切忌空腹、饭后或心情郁闷时按摩。

6. 怀孕前3个月及产前1个半月，按摩时力度不宜太强。

7. 身体某些部位，如乳房、腹部、背部、小腿后肌及足踝等，都不要大力按摩。

8. 若孕妈妈有妊娠并发症或其他疾病，如皮肤病、心脏病、哮喘及高血压等，不宜按摩。

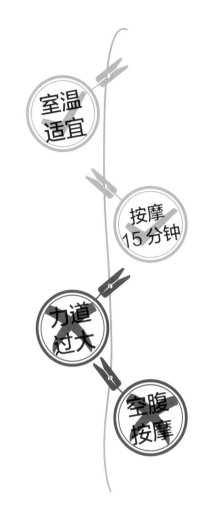

室温适宜

按摩15分钟

力道过大

空腹按摩

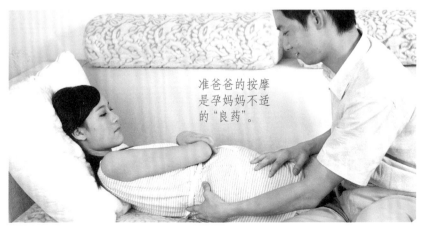

准爸爸的按摩是孕妈妈不适的"良药"。

专家说：减轻恼人的疼痛

伴随着肚子的日益增大，来自身体的不适也逐渐增加，这是孕期的正常现象，孕妈妈可以用适当的方法去化解它们，不必为此过于焦虑。

缓解手部麻木与刺痛

孕妈妈的手指和手腕有时会有一种针刺及灼热的感觉，有时从手腕到整个肩膀都会感觉疼痛，这种情况也被称作"腕骨综合征"。这是因为怀孕时体内聚集了大量的额外体液储存在了手腕的韧带内，从而造成手腕肿胀。

孕妈妈应减少白天手部的活动量。运用手腕工作时多注意姿势，比如打字时让手腕自然放平，稍稍向下弯曲一些，或者在手腕下面垫一个鼠标垫。晚上睡觉时，手自然地举在头顶，放在枕头上。

腰背疼痛的应对方法

这种疼痛多发生在怀孕中后期，是因为怀孕使孕妈妈的韧带放松，而导致肌肉负担过重，特别是腹部的肌肉因为过度拉扯使孕妈妈不得不用背部的力量来支撑日渐增加的体重，从而产生背痛。

提东西时，不要提太重的，要运用腿力提起来，不能用腰的力量。如果养成用腿力的习惯，即使不是怀孕，也会很好地保护背部。方法是弯曲膝盖，保持背部挺直，手抓起物品，伸直双腿站起来。

携带东西时，要放在身体两侧的下方，或者用行李车、手推车等。

坐下的时候，要把双腿抬高或者把脚放在小凳子上，使双腿弯曲，也要避免长时间站立。

缓解坐骨神经痛的方法

坐骨神经痛是因为扩大的子宫压迫到经骨盆从脊椎骨到小腿的神经，从而感觉到后腰、臀部、大腿外侧和小腿有刺痛或麻木的感觉。

孕妈妈应注意，日常生活中应经常改变一下自己的坐姿，注意休息，以转移对骨盆、坐骨神经的压力。尝试热敷或冷敷的办法可以适当缓解这些不适。睡觉时采用左侧卧姿势，并在两腿膝盖间夹放一个枕头，来增加流向子宫的血液，能够缓解坐骨神经痛。

腹股沟疼痛怎么办

腹股沟疼痛是联系子宫和骨盆的韧带松弛惹的祸，在孕妈妈大笑、咳嗽、打喷嚏、拿东西和改变姿势时会有明显的疼痛感觉。好在这种疼痛也只是瞬间即逝，孕妈妈只要改变姿势就会缓解。

如果孕妈妈还是不放心，可以去医院做彩超检查，如果检查结果显示一切正常，就不必过于担心。

建议孕妈妈日常生活中避免过度劳累，多休息，注意饮食营养均衡，这样疼痛会有所缓解。

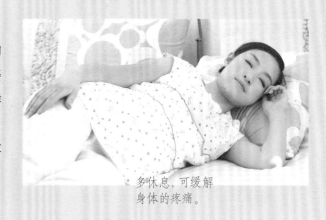

多休息，可缓解身体的疼痛。

 ## 只有医生知道

很多孕妈妈孕中期会感到身体某些部位疼痛，孕妈妈做一些舒缓的有氧运动，对缓解身体肌肉紧张、减轻疼痛有帮助。运动时要注意安全，注意防滑且运动时间不宜过长、运动强度也不宜过大，尽量避免大幅度地扭转。

而且孕妈妈应避免久站，因为久站时，孕妈妈大大的肚子向前突出，身体的重心随之前移，为了保持身体平衡，孕妈妈上身会向后仰，这样会使得背部、腿部肌肉紧张，长时间肌肉紧张会让孕妈妈腰背部疼痛加剧，应当尽力避免。

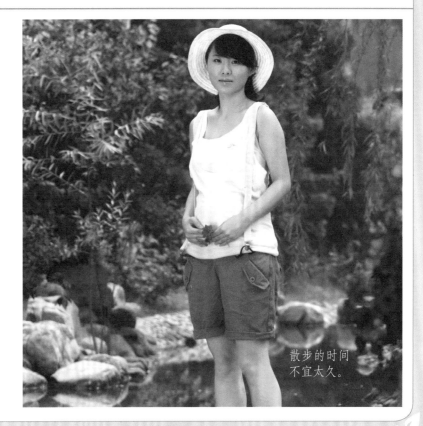

散步的时间不宜太久。

孕 27 周 铺开大脑的智慧之路

本周胎宝宝的大脑持续发育着,孕妈妈此时适量多补充些健脑、促进神经发育的食物,如核桃、鱼等,为胎宝宝铺开大脑的智慧之路吧。

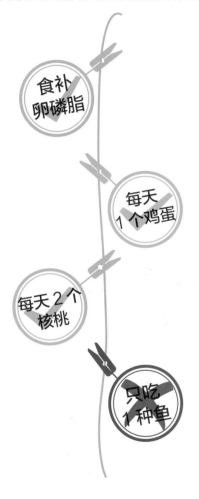

食补卵磷脂

每天1个鸡蛋

每天2个核桃

只吃1种鱼

营养:助力胎宝宝大脑发育

本周,胎宝宝大脑神经的发育又一次进入了高峰期,大脑细胞迅速增殖分化,体积增大,孕妈妈可以多吃补脑食品,让大脑正处于发育之中的胎宝宝受益。

卵磷脂,助力胎宝宝大脑发育

对胎宝宝来说,卵磷脂的主要功能是促进大脑细胞的健康发育。而且,胎宝宝 70% 的脑细胞都是在母体中形成的。因此,孕妈妈怀孕期间应该补充足够的卵磷脂。每天补充 500 毫克卵磷脂,即保证每天吃 1 个鸡蛋就可以满足孕妈妈和胎宝宝的需要了。

卵磷脂普遍存在于蛋黄、大豆、鱼头、芝麻、蘑菇、山药、木耳、鱼、动物肝脏、骨髓、玉米油、葵花子以及谷类食物中,但含量较多的还是大豆、蛋黄和动物肝脏。

孕妈妈爱吃鱼,胎宝宝更聪明

鱼肉含有丰富的优质蛋白质,不但易于消化,而且维生素和矿物质的含量也很丰富。鱼肉还含有两种不饱和脂肪酸,即二十二碳六烯酸(DHA)和二十碳五烯酸(EPA),这两种不饱和脂肪酸对大脑的发育非常重要。孕妈妈多吃鱼,有益于胎宝宝机体和大脑的健康成长。专家建议,为了使胎宝宝的大脑得到良好的发育,孕妈妈在一周之内至少应吃一两次鱼或贝类。

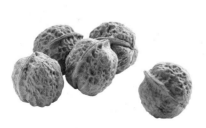

> *每天吃核桃不超过 4 个*
>
> 核桃含有大量油脂,吃太多会感觉油腻,难以吸收,易引起消化不良。而且,吃太多的核桃会让孕妈妈身体发胖,可能造成孕期血糖异常。核桃虽然补脑,孕妈妈也不要多吃,一般每天吃三四个。如果孕妈妈偏胖,每天吃 2 个即可。

27

生活：趁身体轻便，给宝宝买东西去

从孕中、晚期开始，孕妈妈就可以开始准备一些宝宝用品。趁着现在肚子还没那么突出，赶快为宝宝准备一些出生之后要用的东西吧。

向过来人取经

很多孕妈妈觉得什么东西都需要买，等到宝宝出生后才发现买了很多不实用的东西。所以，孕妈妈在买东西之前，最好向有经验的妈妈取经。如果方便，最好多请教几个，综合她们的意见，买真正需要的东西。

一个品种不要买太多

一般生活用品不宜大量采购，尤其是奶粉，在不确定新妈妈乳汁是否充足的时候，最好先少买一点，以免浪费。另外，宝宝长得快，那些小衣服和鞋子很快就穿不上了，小号的奶嘴、纸尿裤也会很快过渡到中号或大号，加上季节更替，一个品种备多了，用不上反而浪费。把月子内需要的物品备齐了就行，如果想从容些，那也最多备到宝宝3个月用的就足够了。

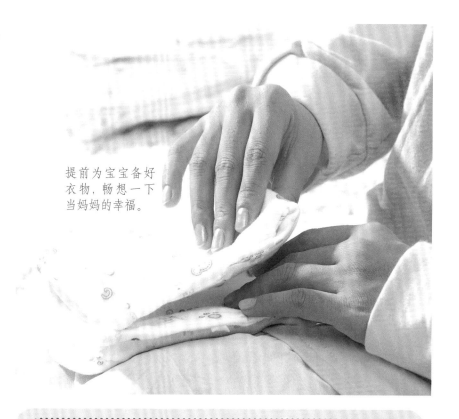

提前为宝宝备好衣物，畅想一下当妈妈的幸福。

直接说出自己的需求

若好友或家人咨询采购意见时，孕妈妈最好直接把需求告诉他们，既给他们省了事，孕妈妈也得到了最需要的东西，还能避免礼物的雷同。此外，如果亲戚或好友家有宝宝的，一些宝宝衣服和物品，只要质量好，都可以拿过来洗净、消毒之后重新使用，能够节省不少开支。

买打折的品牌商品

一些大的品牌，会在一定的时候推出较高折扣的商品，可以趁此机会采购一些，既能保证质量，又能节省开支。此外，每年很多电子网络购物商家都会推出打折季，孕妈妈可以及时出手。

专家说：口腔保健不可少

怀孕会给孕妈妈带来很多改变，包括牙齿问题。孕妈妈可能会发现自己的牙龈经常出血。这是因为怀孕之后，内分泌的变化使得牙齿格外脆弱，极易让一些病菌和毒素乘虚而入，再加上孕妈妈可能一天吃了好多东西，致使口腔不洁，容易出现口腔问题。

摄取充足钙质

胎宝宝的骨骼形成需要大量的钙质，如果孕妈妈摄入钙质不足，胎宝宝就会从孕妈妈体内直接获取钙质，这就会导致孕妈妈缺钙，牙齿就容易出现问题。孕妈妈应多吃一些富含钙质的食物，如虾皮、牛奶、豆制品等，以满足自身及胎宝宝对钙的需要。

吃过食物勤漱口

有些孕妈妈喜欢吃酸味食物，吃过酸味食物后一定要及时用白开水漱漱口，尽量降低牙齿所受的腐蚀程度。少吃甜食，因为甜食入口之后都会变成酸性物质。也可以使用孕期专用漱口水漱口，但是一定不要吞咽漱口水。

选用软毛牙刷

孕期孕妈妈的内分泌系统会发生很大变化，牙龈黏膜会充血、水肿，孕妈妈应选用软毛牙刷，每3个月更换一次。建议孕妈妈每天吃过饭后的3分钟内，用软毛牙刷刷牙，每次3分钟。以免餐后细菌在牙齿表面沉积，形成龋齿。

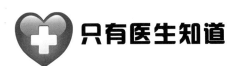

只有医生知道

牙神经暴露不仅令孕妈妈疼痛难忍，它所引起的牙髓炎还会感染神经，直接对胎儿造成影响。所以孕妈妈若有深龋，最好在孕前进行治疗。若孕期中发现牙神经暴露，孕妈妈要待孕中期后，到医院询问医生，先采取封闭治疗，待分娩后再进行根管治疗。

一般长了智齿最好的办法就是将其拔除，但手术的并发症较多；其次是需要接受 X 射线检查照射后拔除。但是，孕妈妈在孕期不能接受 X 射线检查照射，因此要选择保守治疗。

如果智齿疼痛不是很严重，到医院上药冲洗、消毒即可，之后注意口腔卫生，饭后及时刷牙漱口，等到宝宝降生以后再将智齿拔掉。

孕 28 周 最好的补充是食补

马上就要进入孕晚期了，此刻胎宝宝还在快速发育，孕妈妈补充营养的方式最好还是食补，尽量避免服用药物。

营养：是否服用营养素，因人而异

不少孕妈妈可能会遇到这种情况，你的各项检查结果都很正常，可却总感到头晕胸闷。医生可能会建议你服用营养素补充剂。那么孕妈妈需不需要服用营养素补充剂呢？服用营养素补充剂又需要注意什么呢？

因人而异服用营养素补充剂

营养素补充剂包括两类，即补充某一种维生素或矿物质的单剂营养素和补充三种或三种以上维生素和（或）矿物质的复合剂营养素。

孕妈妈切不可盲目服用营养素，一定要先到医院检查一下自己到底缺少哪些维生素或矿物质，然后有针对性地选用营养素。如果平时不挑食、不偏食，身体又没有什么不适症状的孕妈妈，只要膳食平衡，则完全没有必要服用营养素补充剂。

如果不爱喝牛奶的孕妈妈经常腿抽筋，则可以选用补充钙剂的单剂营养素补充剂。如果膳食失衡非常严重，孕妈妈则可能需要补充复合维生素营养剂。因为胎宝宝的血液需要从母亲身体中吸收铁、蛋白质等原料，孕期铁的消耗量较非孕期有所增加。同时孕期又面临血液稀释的问题，更容易引起血液中血红蛋白的下降，可能导致贫血。所以孕妈妈要多吃一些含铁丰富的食物，比如动物肝脏、红色的瘦肉等。如果贫血严重也可以通过服用含铁的营养素补充剂来缓解。

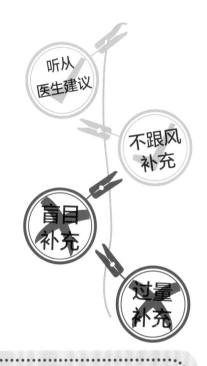

听从医生建议

不跟风补充

盲目补充

过量补充

> ### 营养在于"全"和"够"
>
> 孕妈妈要知道，补充营养并不是不分情况的随意乱补，要注意全面、足量补充，但并不是过量补充。对于较为不好把握进补量的微量元素，下面给出每天摄入量供孕妈妈参考：
>
> 孕妈妈每天约需蛋白质 80~90 克，其中动物性和豆类蛋白质应占 40%~50%，特别是怀孕晚期更需要丰富的优质蛋白质，以备产后有量多质好的母乳分泌；脂肪每天 60~70 克；摄入的钙保持在 1 000~1 200 毫克，但不能多于 2 000 毫克；摄入的铁不能多于 60 毫克，保持在 28 毫克左右即可；摄入的锌不能多于 35 毫克，保持在 20 毫克即可。

生活：拍一张美美的大肚照

并不是只有青春少女才能拍艺术照，也并不是只有结婚才能去婚纱摄影店。怀孕这个人生特殊时期，当然应该拍一套艺术照，给自己和未来的孩子留下一个永远的纪念。孕7月，孕妈妈的肚子已经够大了，而且身体还较轻便，正是拍大肚照的最佳时期。

孕七八月可以拍大肚照

大肚艺术照要到怀孕七八个月的时候再拍。太早的时候，肚子突出的还不明显，拍出来效果可能不太好。太晚的时候，肚子太大，孕妈妈容易疲劳不适宜拍照。

拍照时化淡妆

孕妈妈要提前和摄影师或影楼工作人员预约好拍摄时间，拍摄时间不宜太长，孕妈妈容易疲劳，最好选择客人较少的时间段去，等候时间不会太长。最好选择风和日丽的日子和通风条件好的拍摄环境。最好选择比较温暖又不太热的时候，如果是在夏天，最好是在上午或者傍晚时候拍外景。提前一天将头发洗干净，最好不要绑头发。和化妆师沟通好只化淡妆，并尽量缩短化妆的时间。敏感肌肤最好自带化妆品。

侧身照凸显腹部曲线

孕妈妈拍照时最好多拍侧身照，可以凸显孕妈妈的腹部轮廓。

拍照时，孕妈妈根据摄影师的指导做一些简单的姿势即可，手可以自然叉腰或抱腹，或者拿一些简单的道具。准爸爸最好也可以加入，拍几张幸福的全家福。需要注意的是不要设计"高难动作"，以免发生危险，伤害到胎宝宝。

大肚肚露出来

既然是拍大肚照，孕妈妈一定要拍一组露出大肚肚的照片。孕妈妈可以带一件准爸爸的大衬衫，只系最上面的3颗纽扣，剩下的部分可以自然垂下，大肚肚就会突出来，下身穿上牛仔裤就可以了。

孕妈妈也可以穿运动上衣配上运动裤，活脱脱的运动宝贝。为了追求梦幻飘逸的感觉，孕妈妈还可以带一条长裙子，"孕"味十足。有些摄影师为了视觉效果，会在孕妈妈肚皮上画彩绘，如果不能确定彩绘涂料的质量，孕妈妈最好不要画。

与家人合影最棒

大肚照最好有准爸爸的参与，这样可以让孕妈妈的心情更加放松，让孕妈妈感受到甜蜜、幸福和关怀，会让大肚照更完美。二胎孕妈妈也可以带着大宝一起来照大肚照，都是孕妈妈最最亲爱的宝贝，拉上准爸爸，一家人甜甜蜜蜜照一张最早的全家福，更加温馨。

拍外景要注意安全

拍摄大肚照时要跟摄影师确定拍摄场景安全，如果是拍外景，尽量选择环境较好、安静、人少的地方，也不要选择高难度、高危险的拍摄内容，如水下拍摄、高空拍摄。

闪光灯对胎宝宝有影响吗

拍照时闪光灯会对肚子里的胎宝宝有影响吗？这个问题孕妈妈无需担心。照相是利用自然光或灯光，把进入照相机镜头的人或景物感光到底片上。在整个拍摄过程中，照相机不会产生有害射线，自然光或灯光也不会对身体造成危害。所以，孕妈妈不必担心。但在拍照时要避免闪光灯直接刺激腹部，以免"惊动"了胎宝宝。

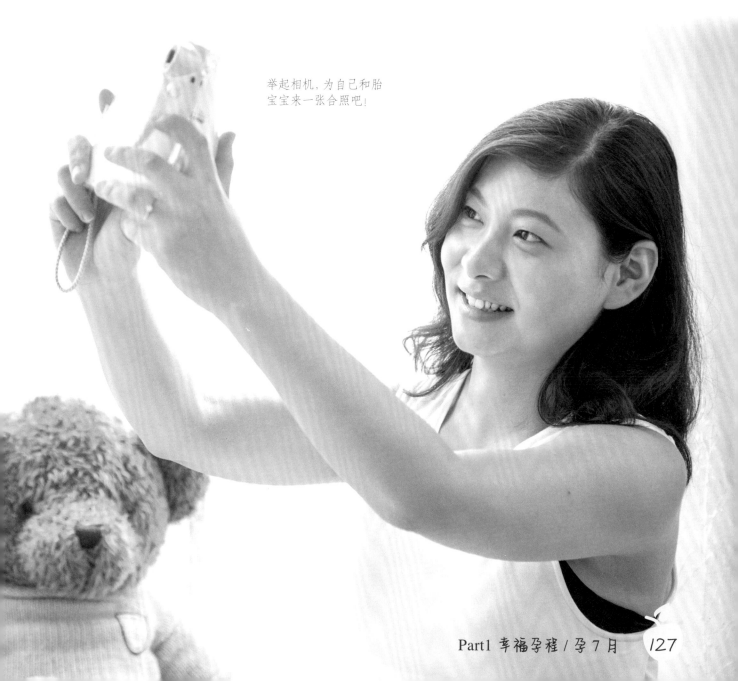

举起相机，为自己和胎宝宝来一张合照吧！

专家说：就快变成"萝卜腿"了

孕中期以后，很多孕妈妈发现自己出现了水肿现象及静脉曲张的情况，尤其是下肢显得更为严重。大腿上出现了紫色的斑块或者沿静脉走向的隆起链，这就是静脉曲张，除了影响形象，还让人心生隐忧：这是一种正常现象吗？

正常的水肿和不正常的水肿

妊娠期孕妈妈常发生下肢水肿，一部分是由于胎宝宝发育、子宫增大而压迫下肢，使血液回流受影响，这样的水肿经过卧床休息后就可以消退，不需要担心。

如果卧床休息后仍不消退，称为妊娠水肿，是不正常的现象，应该引起重视。当孕妈妈的体重每周增长超过 500 克，就要考虑是否为妊娠水肿了。这种水肿一般由踝部开始，使腿看起来像萝卜一样，逐渐上升至小腿、大腿、腹部至全身。孕妈妈会感觉相当疲惫。妊娠水肿有时是妊娠期全身疾病的一种症状，应引起注意。

妊娠水肿后怎么办

1. 减少食盐及含钠食品的进食量，如少食咸菜，以减少钠潴留。

2. 增加卧床休息时间，以使下肢回流改善。站立时注意不时地变换姿势，使腿部得到轮流休息。坐着和躺着时，可将脚抬高，以使肾血流量增加，增加尿量，减轻水肿。

3. 经常户外散步，用适当的运动来促进下肢血液循环。

4. 服装要宽松舒适，特别是下装更要宽松一些，鞋子要柔软轻便。

5. 食用冬瓜、西瓜、鲫鱼、秋初的老鸭可以消肿，很适合体质燥热、容易水肿的孕妈妈。

为什么会出现静脉曲张

怀孕后盆腔血液回流到下腔静脉的血流量增加，增大的子宫压迫下腔静脉而影响血液回流，也会致使出现下肢及外阴静脉曲张。轻度静脉曲张不会引起任何症状，但当其加重时，身体会出现沉重感和疲劳感。

7 个小方法，缓解静脉曲张

1. 每天进行适度温和的运动：在附近或公园散散步可帮助血液循环。

2. 保持适当的体重：控制在医师建议的体重范围之内。

3. 不要提过重的物品。

4. 在可休息的时间将双腿抬高，帮助血液回流至心脏。

5. 尽量避免长期坐、站或双腿交叉压迫的姿势；长期站立或压迫双腿易造成腿部静脉充血，使血液回流困难。建议睡觉时将脚部垫高以缓解静脉曲张。

6. 睡觉时尽量左侧卧：因为左侧卧可以避免压迫到腹部下腔静脉，减少双腿静脉的压力，建议可以将枕头放入腿中间，起到支撑作用。

7. 穿着渐进压力式的医疗级弹性袜：每天晨起时穿好弹性袜再下床，这样可以避免过多的血液堆积于双腿。这种医疗级弹性袜可以在医疗器材店买到。刚开始可以试着穿强度 20~30 毫米汞柱的弹性袜，适应之后可以穿效果较佳的 30~40 毫米汞柱弹性袜。

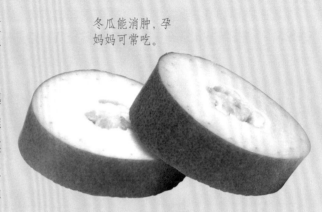

冬瓜能消肿，孕妈妈可常吃。

只有医生知道

无论什么原因引起的妊娠水肿，药物治疗都不能彻底解决问题，必须改善营养，增加饮食中蛋白质的摄入，以提高血浆中白蛋白含量，改变胶体渗透压，才能将组织里的水分带回到血液中。

同时，孕妈妈做做脚腕运动，能够辅助缓解腿部水肿，孕妈妈坐在床上、凳子上或地板上，抬起右脚，左右摇摆脚腕并转动脚腕画圆圈，左右脚分别做 10 次。这组动作可以随时做，孕妈妈快动起来吧。

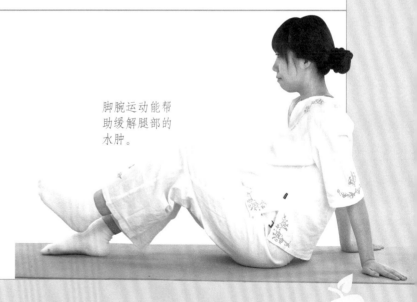

脚腕运动能帮助缓解腿部的水肿。

孕 **8** 月

本月开始进入孕晚期了，各种身体不适可能又会出现了。但只要坚持一下，再过两三个月就能见到宝宝了，就能轻轻地握着他胖乎乎的小手，亲吻他软软的脸蛋儿了，想到这些是不是觉得一切变得都不那么难熬了呢？

孕妈妈，加油吧！为了宝宝，一切的煎熬都是值得的。

亲爱的爸爸妈妈：随着皮下脂肪的堆积，我现在已经长得胖胖的了。妈妈的肚子也被我撑得大大的，妈妈感觉更疲惫了吧？请再坚持一下，等我出生了，就会好很多。

这个月，我胎动的次数可能比原来少了，但力度更强了。妈妈不用太担心，多给我听听音乐、讲讲小故事吧！我特别喜欢听爸爸的声音，妈妈记得提醒爸爸多跟我说说话！我现在正在加快成长，妈妈要注意保持营养均衡，并适当做做运动。

——你们的宝贝

▶ **第 197~198 天**（第 29 周第 1~2 天）

已经有情绪了

胎宝宝已经有自己的情绪了，在孕妈准爸忽视他的时候，他会拳打脚踢地表示抗议。

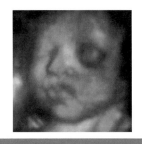

第 211~212 天（第 31 周第 1~2 天）

骨髓能产生红细胞了

胎宝宝骨腔中的骨髓已经负责产生红细胞了，不停地为胎宝宝输送营养，保护他的安全。

◀ **第 209~210 天**（第 30 周第 6~7 天）

大头朝下

胎宝宝的骨骼在逐渐变硬，他现在喜欢头朝下的姿势了，这可是标准的分娩姿势。

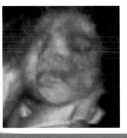

▶ **第 213~215 天**（第 31 周第 3~5 天）

大脑开始复杂化

随着皮下脂肪的堆积，胎宝宝的胎毛正在消退。大脑现在正在复杂化，如果胎宝宝今天出生，也已经能够看、听、记忆和学习。

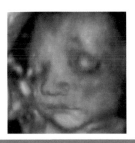

▶ **第 216~217 天**（第 31 周第 6~7 天）

骨骼变得壮壮的

胎宝宝的骨骼更加坚硬，但生长速度不会再像之前那样快了。如果是男孩，他的睾丸会完全下降到阴囊。

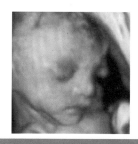

▶ **第 199~200 天**（第 29 周第 3~4 天）

肺部已经发育完善

此时肺部已经发育完善，胎宝宝可以吸进新鲜的氧气，呼出二氧化碳了。胎宝宝的眼睛也已经发育完全。

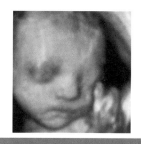

▶ **第 201~203 天**（第 29 周第 5~7 天）

皮肤触觉发育完全

胎宝宝对光线、声音、气味和味道更敏感了，皮肤的触觉也已发育完全。

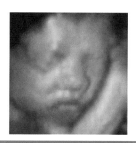

◀ **第 206~208 天**（第 30 周第 3~5 天）

能辨别爸爸妈妈的声音了

胎宝宝能通过声音来分辨准爸爸和孕妈妈了，准爸爸应该多跟胎宝宝说说话，让宝宝认识你。

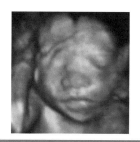

◀ **第 204~205 天**（第 30 周第 1~2 天）

大脑表面出现沟回

胎宝宝大脑表面开始出现褶皱，这些褶皱叫做沟回。有沟回的大脑要比光滑没有沟回的大脑含有更多的脑细胞，潜能更大。

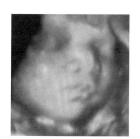

▶ **第 218~220 天**（第 32 周第 1~3 天）

眼睛对光有反应了

胎宝宝的视力已经发育得很好了，对光线的亮度有较强的反应，已经能够辨别明暗了。

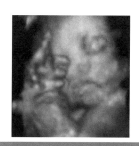

▶ **第 221~224 天**（第 32 周第 4~7 天）

头发变长了

胎宝宝头发开始长长，根据遗传倾向，在出生时，可能有满头秀发，也可能是几缕发丝贴在头皮上，这都是正常的。

孕 8 月产检

孕 8 月，已进入孕晚期，这时孕妈妈的心要细致再细致，密切观察，随时注意自己的身体有什么"风吹草动"。这时的产检一般两周一次。

本月产检项目

产检项目	检查内容和目的
尿常规检查	• 便于医生了解孕妈妈肾脏的情况
血压检查	• 检测孕妈妈是否患有高血压或低血压
体重检查	• 通过孕妈妈的体重增长情况对孕妈妈进行合理的饮食指导
血常规检查	• 如果孕妈妈贫血，不仅会出现产后出血、产褥感染等并发症，还会殃及宝宝，例如易感染、抵抗力下降、生长发育落后等
听胎心音	• 一般从孕 32 周开始，借助仪器记录下瞬间的胎儿心率的变化，推测出宫内胎儿有无缺氧情况
白带检查	• 判断孕妈妈是否有生殖道感染
骨盆检查	• 骨盆狭小或畸形骨盆均可引起难产

注：以上产检项目可作为孕妈妈产检参考，具体产检项目以各地医院及医生提供的建议为准。

专家解读产检报告

正常情况下，尿常规检查报告单中尿蛋白、葡萄糖及酮体、白细胞均为阴性。如果尿蛋白阳性，提示孕妈妈可能患有妊娠期高血压疾病、肾脏疾病等。如果酮体阳性，提示孕妈妈可能患有妊娠糖尿病或消化吸收障碍等。

让你一次就通过的小秘密

通过尿常规检查的小秘密

1. 女性的尿道口和阴道口比较近，如不注意，尿液会被白带污染，不能真实地反映尿液的情况，所以必须留中段尿。

2. 检尿量一般不少于 10 毫升，至少要达到尿杯的一半量。

3. 任何时间排出的尿在立即送检后都可以做常规化验，但如果孕妈妈患有肾病，则需要采用清晨起床后的第 1 次尿液送检。

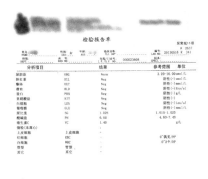
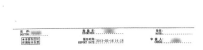

孕 29 周 孕晚期来了

已经和胎宝宝一起走到了第 8 个月份，孕妈妈身上依然有着尿频、失眠的小毛病，不过，只要胎宝宝健康成长，孕妈妈都会觉得这些只是幸福的调剂品。

营养：孕晚期补铁至关重要

胎宝宝在最后的 3 个月储铁量最多。如果此时储铁不足，宝宝在婴儿期很容易贫血，孕妈妈也会因缺铁而贫血，一旦发生产后出血，不利于机体的恢复。

贫血的类型

造成孕妈妈贫血的原因有很多，常见的有如下几种：

1. 生理性贫血：孕晚期由于生理变化，血浆的增加量是红细胞增加量的 3 倍多，血液被稀释了，孕妈妈就会出现生理性贫血。这种现象属于正常的孕期现象，不用过多担心。

2. 缺铁性贫血：膳食中铁的供给量少，又没有额外的补充，长时间铁摄入不足，会使体内的游离铁和铁储备都有所减少，发生缺铁性贫血。约 50% 的孕妈妈会有此情形。

3. 巨幼红细胞性贫血：主要是由营养不良、叶酸缺乏引起，占 95%，仅有 5% 的妊娠贫血是因为维生素 B_{12} 缺乏引起的。

4. 疾病引起的贫血：孕妈妈本身患有疾病，或体内有铁元素流失的情形，也可能造成孕期贫血。

积极预防妊娠贫血

孕妈妈如果不注意补铁，常常会引起缺铁性贫血，也可能会导致早产、胎宝宝体重低以及胎宝宝生长迟缓等现象。因此，孕妈妈要多吃预防妊娠贫血的含铁食物。动物肝脏是补铁首选，鸡肝、猪肝可一周吃一两次，每次不超过 50 克即可。

影响铁吸收的食物

孕妈妈还要注意少吃影响铁吸收的食物。抑制铁吸收的有草酸、植酸、鞣酸、植物纤维和钙。例如含有植酸的食物有谷物、坚果、蔬菜。水果中以磷酸盐和矿物质贮存形式的六磷酸盐，在小肠的碱性环境中容易形成磷酸盐而妨碍铁吸收，食用这些食物时要与补铁食物分开吃。茶与咖啡也影响铁的吸收，茶叶中的鞣酸与铁形成鞣酸铁复合物，可使铁吸收减少，所以孕期尽量不要喝茶和咖啡。

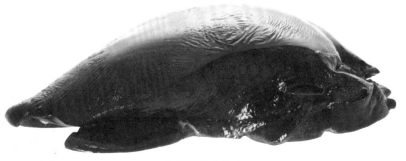

猪肝是补铁补血的优质食材。

生活：孕妈妈过敏怎么办

怀孕之前已经知道自己是过敏体质的孕妈妈，会对孕期致敏因素格外小心，但是有的孕妈妈从来没有过敏情形，到怀孕时才首次出现。遭遇过敏不要惊慌失措，采取相应措施，你和胎宝宝都会安全无恙。

食入性过敏原的防范守则

1. 远离过敏原：先确定自己对哪些食物过敏。若不清楚，可以到医院做抽血检测。

2. 补足过敏食物的同类营养素：禁吃会引起过敏的食物，但是要保证同类营养的摄入。如对牛奶、奶制品过敏，就要特别补充其他含钙的食物。

3. 多摄取维生素C和类黄酮：过敏用药主要是补充维生素C和类黄酮。孕妈妈可以从下列食物中摄取维生素C和类黄酮：西蓝花、荠菜、胡萝卜、芒果、南瓜、杏仁、西红柿、西瓜、紫葡萄、柑橘、草莓、樱桃、李子等，经常食用这些食物及早为自己的身体提高抗过敏水平打好基础。

吸入性过敏原的防范守则

1. 对家里做一番全面性打扫，保持环境清洁。

2. 地毯、抱枕、填充玩偶等，容易藏匿尘螨，要常晒或者用沸水烫洗，或者用一些真空包装的工具来进行收纳。有过敏史的孕妈妈最好远离此类物品。

3. 湿度高容易滋生细菌，适当使用除湿机、空气清净机、冷气机可以减少过敏反应的机会。

4. 留意室内外的温度、湿度落差，随身携带保暖衣物及口罩。

5. 拒绝二手烟。

6. 对于花粉过敏的孕妈妈，开花的季节应戴口罩。切记路边的野花不要采，孕期最后3个月更不要接触，因为此时孕妈妈接触花粉，宝宝以后患哮喘的可能性会增加。

7. 强忍过敏有时会加重病情，建议除了气喘型的过敏孕妈妈一定得遵照医师指示服药外，其他过敏可以尽量保守治疗，例如用喷涂局部的治疗方式。

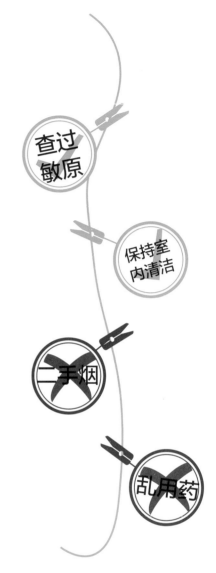

孕妈妈要避开会吸入二手烟的环境。

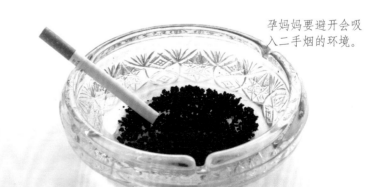

专家说：尿频巧应对

孕早期可能有 50% 的孕妈妈尿频，但是到了孕晚期，已有将近 80% 的孕妈妈被尿频困扰，晚上会多次起床跑厕所，严重影响了睡眠质量，下面了解一下尿频的原因和改善尿频的方法吧。

尿频的原因

尿频大多数是由于增大的子宫压迫到膀胱，让孕妈妈总有"尿意"。另外，还有心理因素或某些器官的病变所导致，比如情绪紧张或膀胱尿道炎等。

对病变引起的尿频，孕妈妈要引起重视，如发现自己分泌物增多、尿频并有排尿疼痛等症状时，别以为是正常现象不加处理，或是担心服药会影响胎宝宝的健康发育而拒绝看病，那样最后可能导致流产等严重后果。

改善尿频情况

孕妈妈有尿意就要及时排出，不要憋着。睡觉前少喝水。排尿时可前后摇动身体，有助于减轻膀胱受压及排空膀胱。如果发生尿痛或小便浑浊现象，应及时就医。

有些孕妈妈在产检前或者身体出现轻微不适后，因过度担心、紧张胎宝宝和自身安全，而出现尿频情况。这样的孕妈妈首先要做的就是放松心情，要知道，医生会根据你的情况给予专业建议，孕妈妈没有必要有太多顾虑。

除了调适心理上的压力外，孕妈妈最好也要注意避免刺激性饮食，此外发炎、过敏等情况或过多使用化学药物，也会加重尿频。

出门前、参加会议或活动前及自由活动期间应及时排净小便，学会"忙里偷闲"。

职场孕妈妈为防出现漏尿情况，可以垫上护垫，但应注意保证卫生，每隔一两小时更换一次。

孕妈妈可尝试通过加强肌肉力量来缓解尿频现况，比如做会阴肌肉收缩运动，如此不仅可收缩骨盆肌肉，以控制排尿，亦可降低生产时产道撕裂概率。

少吃利尿食物

尿频的孕妈妈应少吃利尿食物，有利尿作用的食物会增加尿频的次数，为了缓解尿频，孕妈妈应尽量远离这些食物，如西瓜、黄瓜等。咖啡、红茶含有咖啡因，具有利尿的作用，也不适宜孕妈妈饮用。

孕 30 周 肚子大得看不到脚了

子宫底上升到肚脐和胸口之间，对胃和心脏造成压迫，使孕妈妈出现胸闷、胃痛的症状，食欲也减弱了许多，但孕妈妈为了胎宝宝的健康发育，还是要多补充营养。

营养：胎宝宝开始储存营养了

此时胎宝宝开始在体内储存营养。相应地，孕妈妈对营养的需求也变大了，为了不久就要见面的小宝宝，孕妈妈一定要加油！

营养均衡更重要

孕晚期，胎宝宝的体重增加很快，如果营养不均衡，孕妈妈往往会出现贫血、水肿、妊娠高血压等妊娠并发症。因此孕妈妈就要注意平衡膳食，孕妈妈所吃的食物品种应保持多样化，且做到荤素搭配、粗细粮搭配、主副食搭配。

总之，孕妈妈不能挑食，还要适当补充铁，以预防贫血；补充钙、磷等有助于胎宝宝骨骼及脑组织发育的营养素。可经常吃些牛奶、豆制品和虾皮等补充钙质。

孕妈妈不要缺锌

锌被誉为"生命的齿轮"，不但参与大多数重要代谢，对提高孕妈妈的免疫功能、提高生殖腺功能也有极其重要的影响。临产前，孕妈妈血锌水平正常，子宫收缩有力；反之，子宫收缩无力，不利于顺产。因此，从现在开始储备适量的锌，对顺利分娩意义重大。

补锌的最佳途径就是食补。适当地多吃富含锌的食物，如鱼、蛋类、奶类、花生、芝麻、大豆、核桃、粗面粉等，海产品、动物肝脏也是人体摄取锌的可靠来源。

注意补充谷物类、豆类食品

孕 8 月，胎宝宝开始要在肝脏和皮下储存糖原及脂肪，此时孕妈妈要及时补充足够的碳水化合物。碳水化合物每日摄入量应在 300 克以上。主要的食物来源有谷物类，如大米、小米、小麦、玉米、燕麦等；豆类，如红豆、绿豆等；根茎类蔬菜，如红薯、芋头等。

另外，谷物类和豆类食品中富含膳食纤维的食物中 B 族维生素的含量很高，对胎宝宝大脑的生长发育有重要作用，而且可以预防便秘，孕妈妈都可以多吃一些。

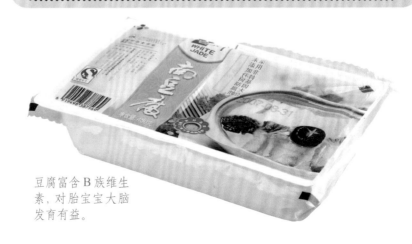

豆腐富含 B 族维生素，对胎宝宝大脑发育有益。

生活：职场孕妈妈更要保护好自己

身处职场的孕妈妈要学会自我保护，避免自己和胎宝宝受到伤害。每日吃工作餐要注意营养搭配，工作强度也要适当，不要超出身体的承受范围，当心早产。

对工作餐"挑三拣四"

慎吃油炸食物：工作餐中的油炸类食物，在制作过程中使用的食用油可能是已经用过若干次的回锅油。这种反复沸腾过的油中有很多有害物质，因此，最好不要食用工作餐里的油炸食物。

拒绝味重食物：应少吃太咸的食物，以防止体内水钠潴留，引起血压上升或双足水肿。其他辛辣、味重的食物也应该明智地拒绝。

当心早产

职业孕妈妈每天都要按时上下班，还要面对繁重的工作。因此，要特别注意自身情况，哪怕是出现轻微的出血症状，也应立即到医院接受检查。妊娠后期腹部增大，上下班路上必须更加注意安全。避免腹部受到外界撞击或挤压，否则有可能导致早产。

随时自我调适

孕期在办公室做做健身操、午休时小憩一下、换双平跟鞋、换把舒适的座椅、避免整天一个姿势对着电脑，这些都能让孕期工作舒服些。

不让产检和产假打乱工作

提前了解请产假程序并提前安排好交接的工作，在休产假前，让工作交接的人了解自己的工作脉络与流程，并提前进入工作状态，万一出现早产征兆也可轻松离开岗位。

注意办公安全

椅子：不要用带着滑轮的转椅，以免失去平衡而跌倒。

电脑：怀孕后，使用电脑要适时适度，经常起身活动以缓解眼疲劳。

复印机：尽量不要长时间使用复印机，需要使用时最好请身边同事帮助。

定时换气：每隔两三个小时到户外去呼吸一下新鲜空气。

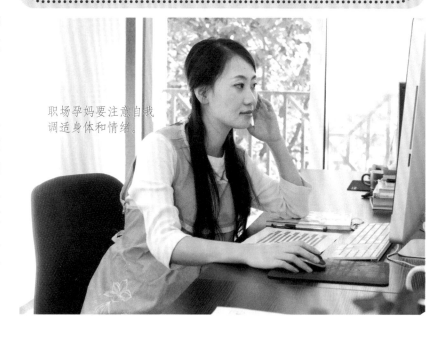

职场孕妈要注意自我调适身体和情绪。

专家说：腹痛需分辨

到了孕晚期，孕妈妈的身体会"紧锣密鼓"地为胎宝宝的出生做准备，出现腹痛的次数会比孕中期明显增加。对于孕晚期出现腹痛情况，要根据情况分别对待。

假性宫缩导致下腹阵痛

在孕晚期，孕妈妈夜间休息时，有时会因假宫缩而出现下腹阵痛。通常持续仅数秒钟，并伴有下坠感，间歇时间长达数小时，白天症状即可缓解。

大约在分娩前一个月，宫缩就已经开始了。临分娩前，感觉到不是很有规律的肚子痛，不要太在意。假宫缩无规律，休息后会减轻，而一旦出现有规律的腹痛，就可能是临产的征兆，要做好入院的准备。

病理性腹痛

病理性腹痛会引发危险，对母子不利，一旦发现要马上到医院就诊。

胎盘早剥：多发生在孕晚期，孕妈妈可能有妊娠高血压疾病、慢性高血压病、腹部外伤。下腹部撕裂样疼痛是典型症状，多伴有阴道流血。所以在孕晚期，患有高血压的孕妈妈腹痛或腹部受到外伤时，应及时到医院就诊，以防出现意外。

卵巢囊肿扭转：因为子宫及附属器官进入到腹腔，引发囊肿扭转，此时动脉血仍可进入囊肿，但静脉血却无法离开囊肿，因而使囊肿肿胀，甚至坏死。孕妈妈会感觉间歇性的一侧下腹痛，同时伴有恶心、呕吐和虚脱，应马上送医院。

如果孕妈妈忽然感到下腹持续剧痛，有可能是早产或子宫先兆破裂，应及时到医院就诊，切不可拖延时间。

严重的子宫扭转：怀孕时，因子宫、卵巢病变引起子宫扭转超过90°的现象，有可能引起急性腹痛，严重时还可引起孕妈妈休克或胎宝宝窘迫等情况。轻者可用卧床休息、服止痛药及改变孕妈妈姿势来加以改善；如果严重只得通过剖腹探查来矫正，若胎宝宝成熟，亦可同时进行剖宫生产。

急性阑尾炎：一般人患急性阑尾炎时腹部压痛在右下腹，而孕妈妈因为胎宝宝的存在，右腹部的压痛随妊娠月份的增加而逐步上移。

晚期流产：晚期流产主要是指孕12周以后出现腹痛并伴有阴道流血的现象。先是有一阵阵子宫收缩的腹痛，然后胎盘剥离出血，发现这种情况应马上送医院治疗。

只有医生知道

　　孕妈妈在整个孕期都会有宫缩现象，这种宫缩强度非常弱，孕妈妈也不会觉得疼痛，更不会引起胎儿的流产或者早产，因此也叫无效宫缩或者生理性宫缩，比较瘦的孕妈妈可以感觉到，特别胖的孕妈妈有可能一点感觉都没有。

　　到了孕晚期，随着胎宝宝长大，孕妈妈增大的子宫不断刺激肋骨下缘，可引起孕妈妈肋骨钝痛。一般来讲这属于生理性的，不需要特殊治疗，左侧卧位有利于疼痛缓解。

　　假性宫缩的频率是不规则的，间歇时间较长，一天3~5次，且持续时间短，一般少于20秒。用食指按下去觉得有点胀，但是子宫宫底的硬度不大，子宫比较放松、比较软。

　　需要注意的是，如果孕妈妈在痉挛性腹痛的同时，伴有见红、出血、发热、寒战、阴道分泌物异常、触痛和疼痛，或者休息几分钟之后，疼痛仍然没能缓解，建议及时去医院就诊。

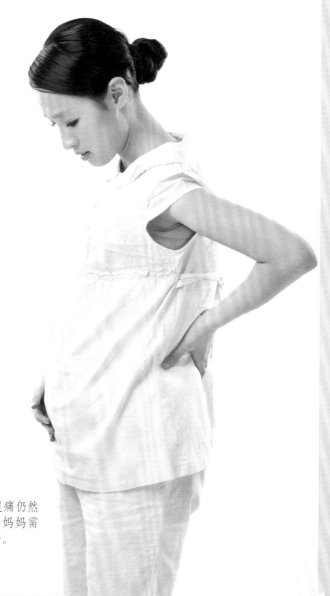

如果休息后腹痛仍然不见好转，孕妈妈需要去医院就诊。

孕 31 周 不适感加重了

孕妈妈的不适感逐步增加，有时候就像刚怀孕那样，出现手麻脚肿、腰腿疼痛等状况，但是，不要太担心这些状况，合理饮食加上愉悦的心情，一定能孕育出一个健康的宝宝。

营养：身体不适也要好好吃饭

本周，孕妈妈的不适感进一步加重了，腹胀气、便秘等等问题使孕妈妈的生活变得更辛苦了，这个时候孕妈妈别忽略了饮食，可以尝试用食补、改变饮食习惯等方式度过这周。

睡前不要吃胀气的食物

有些食物在消化过程中会产生较多的气体，从而产生腹胀感，会影响孕妈妈正常睡眠，如蚕豆、洋葱、青椒、茄子、土豆、红薯、芋头、玉米、香蕉、面包、柑橘类水果和添加木糖醇等甜味剂的饮料及甜点等，孕妈妈要尽量避免晚餐及睡前食用这些食物。

吃润肠食物防便秘

孕 8 月，大多数孕妈妈都会有点便秘，这是不断增大的胎宝宝压迫肠胃引起的，不需要太过担心。建议孕妈妈在早上喝杯蜂蜜水，加餐时适当吃些香蕉，平时补充足量的水分，适当增加蔬菜和水果的摄入量，并且保证一定的运动量，孕妈妈可以选择天气好的时候散散步，有助于促进肠道的蠕动，有益于保持肠道通畅，缓解便秘。

轻微的便秘几乎每个孕妈妈都会遇到，通常不影响正常的作息和生活。但如果情况比较严重的，就要到医院问诊了。

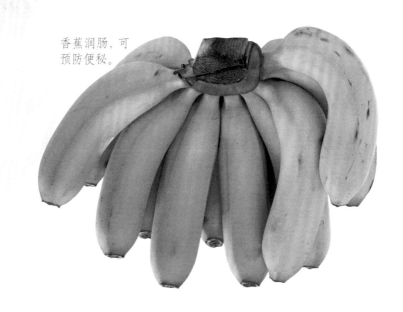

香蕉润肠，可预防便秘。

> **吃些肉类增强体质**
>
> 本周，孕妈妈可能因为身体不适的原因不愿意吃饭，但是孕妈妈还是要保证合理摄入营养，既要适当地食用蔬菜、水果，也要保证肉类的摄入量，以达到自身营养均衡、增强体质，从而减轻孕期不适感，否则身体的免疫力就会下降，容易生病，还会对胎宝宝的身体发育产生不利影响。

31

生活：讨厌的假性副乳

有些孕妈妈在怀孕后，会发现胸部两侧会长出两个疙瘩，疙瘩上还有可能长出类似乳头的东西，用力挤会流出奶水，这就是假性副乳。

假性副乳怎么来的

假性副乳多是因为乳房发育胀大，而孕妈妈却仍然穿戴怀孕前的文胸，导致一部分乳房组织不能被文胸包裹，而向外扩散，时间一长，就容易形成假性副乳。预防假性副乳一定要从根本做起，适时地更换文胸的尺码，才能有效预防和消除副乳。

孕期假性副乳是不会影响胎宝宝健康发育的，也不会影响哺乳，所以，孕妈妈出现这种情况不必过于担心，过度紧张反而会影响胎宝宝的健康。此外，随着孕期的持续，副乳也会增大，产生分泌物是正常的。

不要把副乳塞进文胸

很多孕妈妈把副乳当成赘肉，为了消除它，穿文胸时一定要把它塞进文胸。这种方法是错误的，因为副乳上也有乳腺组织，长期挤压容易引发乳腺炎。

有副乳的孕妈妈要选择宽松的文胸，最好是侧边加宽加高的那种，可以包住整个胸部，保护乳房。如果有早产先兆，孕妈妈最好也不要按摩副乳，感觉肿胀难受时可以用热敷的方式来缓解。

消除副乳的两种方法

1. 手臂打圈：双臂向身体两侧伸直，与地面平行。手掌朝外向上翘起，与手臂保持 90°。然后以肩为中心，顺时针方向打圈 20 下，放下手臂，休息 1 分钟。接着重新保持刚才的姿势，以肩为中心，逆时针方向打圈 20 下，放下手臂。孕妈妈可按个人体力来调整运动时间，只要稍微有些累，就停下休息。

2. 内推法：双臂下垂，用右手拇指将左侧赘肉向内推 20 下。然后反过来，用左手拇指将右侧赘肉向内推 20 下。

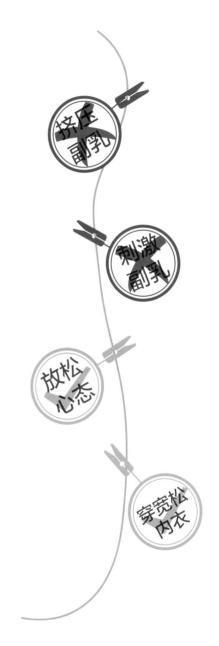

专家说：孕晚期更要注意心理保健

进入孕晚期以后，孕妈妈身体负担接近高峰，加上分娩日期的临近，许多孕妈妈会产生一种兴奋与紧张的矛盾心理，出现情绪不稳定、精神压抑等心理问题，即使一切情况正常，也不愿活动。

孕妈妈对分娩的恐惧、焦虑或不安，不利于自身也不利于胎宝宝的成长。为了避免对分娩"谈虎色变"，孕妈妈需要做好以下心理准备。

了解分娩

克服分娩恐惧，最好的办法是让孕妈妈自己了解分娩的全过程以及可能出现的情况，对孕妈妈进行分娩前的有关训练。许多地方的医院或有关机构均举办了"孕妇学校"，在怀孕的早、中、晚期对孕妈妈及其丈夫进行教育，专门讲解有关的医学知识，以及孕妈妈在分娩时如何配合医生。这对有效地减轻心理压力，解除思想负担以及做好孕期保健，及时发现和诊治各类异常情况等均大有帮助。

做好准备

分娩的准备包括孕晚期的健康检查，心理上和物质上的准备。一切准备的目的都是希望母婴平安，所以，准备的过程也是对孕妈妈的安慰。如果孕妈妈了解到家人及医生为自己做了大量的工作，并且对意外情况也有所考虑，那么，她的心中就应该有底了。

孕晚期以后，特别是临近预产期时，准爸爸应留在家中，使孕妈妈心中有所依托。

心理减压的好方法

孕妈妈在孕晚期的心理压力，包括自己和家人都不能忽视。一方面孕妈妈要进行自我心理排解，另一方面准爸爸和其他家人也要帮助孕妈妈从忧虑中走出来。

孕妈妈遇到不愉快的事不要自怨自艾、怨天尤人，应以开朗明快的心情面对问题，对家人要心存宽容和谅解，不是原则性错误就可以大事化小、小事化了，应协调好家庭关系，好心情源于好的家庭氛围。

告诉自己，那么长的一段时间都坚持下来了，还在乎剩下的这点时间吗？可以走出去，与其他孕妈妈或生过孩子的妈妈多交流，从别人身上寻找快乐，或者多读一些书，让心静静地沉静下来，平缓不安、焦躁的情绪。

当孕妈妈感觉自己有不良情绪时，要向丈夫、家人、医生或朋友倾诉。倾诉本身就是一种减压方式，让心情逐渐开朗。

准爸爸除了让孕妈妈多看一些能增进母子情感的书籍或影视片外，还要多与孕妈妈谈谈胎宝宝的情况。多陪伴孕妈妈，让孕妈妈感到体贴和温暖，这对增加夫妻生理心理上的联系、增进夫妻感情都是非常重要的。

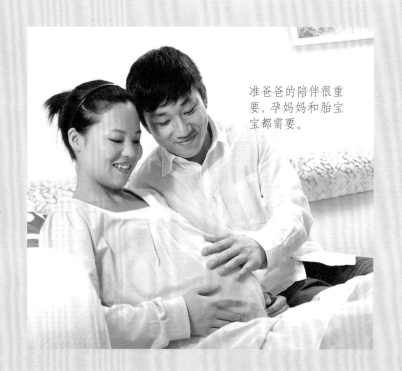

准爸爸的陪伴很重要，孕妈妈和胎宝宝都需要。

只有医生知道

除非必要，不宜提早入院。毫无疑问，临产时身在医院，是最保险的办法。可是，提早入院等待时间太长也不一定就好。首先，医疗设备是有限的，如果每个孕妈妈都提前入院，医院不可能像家中那样舒适、安静和方便；其次，孕妈妈入院后较长时间不临产，会有一种紧迫感，尤其看到后入院者已经分娩，对她也是一种刺激。另外，产科病房内的每一件事都可能影响住院者的情绪，这种影响有时候对顺产并不十分有利。

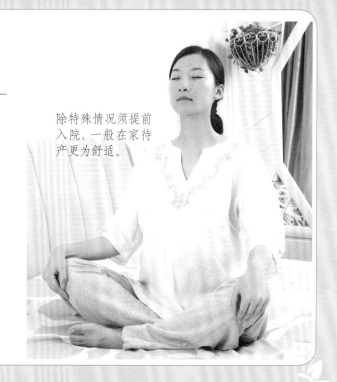

除特殊情况须提前入院，一般在家待产更为舒适。

孕 32 周 胎宝宝还在长，孕妈妈加油

胎宝宝还在继续发育呢，孕妈妈要再接再厉，努力克服不适、合理补充营养，为马上就要到来的分娩、产后恢复及养育新生儿做好准备吧。

营养：孕晚期补钙别过量

很多孕妈妈听说孕期补钙可以使宝宝健康活泼，于是就盲目地大量补充富含钙质的食品及钙剂。这是不对的，长期大量食用富含钙质的食品和钙剂，可能会对胎宝宝的生长产生不良影响。

补钙别过量

如果孕妈妈长期大量补钙，会引起食欲减退、皮肤发痒、毛发脱落、眼球突出，血中凝血酶原不足及维生素 C 代谢障碍等。若孕妈妈血中钙浓度过高，还会出现肌肉软弱无力、呕吐和心律失常等问题，而这些都不利于胎宝宝生长。

孕妈妈摄入过量的钙还会影响铁等其他营养成分的吸收，可导致便秘，甚至容易患上结石。所以，孕妈妈无需在整个孕期都补钙，只需在孕 24~28 周服用钙片，然后在孕 32 周以及之后重新开始吃钙片，直到宝宝出世即可。孕妈妈平时只需正常饮食，保持营养均衡即可。即使在补钙期间，孕妈妈也不要随意大量补钙，而应该在医生的指导下补钙。

食补是补钙最好的方式

补钙的最好方式自然还是食补。最好的补钙食品是各类奶制品，因为奶制品不仅含钙量丰富且容易吸收。孕妈妈补钙的食物主要有乳类、豆类、海产品、肉类与禽蛋类、蔬菜、水果等，具体如牛奶、海带、虾米、牛肉、蛋黄、核桃等。孕妈妈适量食用可增强免疫力，也可获得丰富的钙质和其他所需营养，对孕妈妈和胎宝宝都有好处。

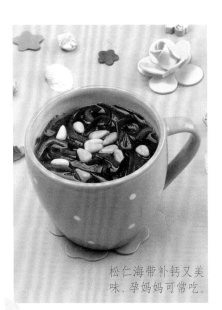

松仁海带补钙又美味，孕妈妈可常吃。

> **准爸爸给孕妈妈做一道补钙的菜吧**
>
> 海带的钙含量非常高，而且富含碘、磷、硒等多种微量元素，其中含磷量比所有的蔬菜都高。所以准爸爸可以每周为孕妈妈炖两次海带汤，比如海带炖虾皮、紫菜海带蛋花汤、松仁海带汤等都是不错的选择。
>
> **松仁海带汤**
> **原料：**水发海带 1 张，松子仁 5 克，盐、鸡汤各适量。
> **做法：**①松子仁洗净；水发海带洗净，切成细丝。②锅置火上，放入鸡汤、松子仁、海带丝用小火煨熟，最后加盐调味。

补充营养并不是饮食无所顾忌

孕8月马上就要结束了，孕妈妈的身体或许还有些不适，不过为了保证胎宝宝健康发育、增强产力，孕妈妈还是需要注意补充营养，但并不代表饮食可以毫无顾忌。

时刻预防营养过剩

在孕期，孕妈妈要为胎宝宝的生长发育以及生产和哺乳做准备，以至于激素的变化使孕妈妈对营养物质的需求量比孕前要大很多，食欲剧增。尤其是孕晚期，孕妈妈一定要注意营养不宜过剩。并不是营养越多越好，营养过剩，尤其是热能及脂肪摄入过多，可导致胎宝宝巨大和孕妈妈患肥胖症，使孕期患妊娠高血压疾病及难产的概率增加，对孕妈妈及胎宝宝都会产生不利的影响。因此，孕期营养要保持合理、平衡的摄入。

饭菜中少放盐

孕晚期，孕妈妈由于身体负担增加、胎宝宝压迫下腔静脉、血液循环不好等原因，孕妈妈比前几个月更易出现水肿的情况。

最常见的是下肢水肿，严重者可有大腿、腹部甚至全身水肿的情况。食盐中的钠会增加体内水分的潴留，加重水肿的程度。因此，这个时期应适当限盐，以每天不超过5克为佳，如有水肿及妊娠高血压疾病，限制食盐在3克之内更为安全。

控制盐的摄入不等于忌盐

虽然孕晚期少吃盐可以帮助孕妈妈减轻水肿症状，但是孕妈妈也不宜完全忌盐。因为孕妈妈体内新陈代谢比较旺盛，特别是肾脏的过滤功能和排泄功能比较强，钠的流失也随之增多，容易导致孕妈妈食欲缺乏、倦怠乏力，严重时会影响胎宝宝的发育。因此，孕妈妈虽然要控制盐的摄入量，但也不能一点都不吃。

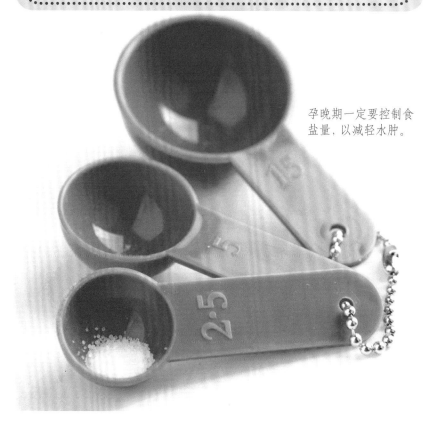

孕晚期一定要控制食盐量，以减轻水肿。

生活：纠正乳头凹陷

乳头凹陷是指孕妈妈的乳头未突出于乳晕的表面，甚至陷下去。乳头凹陷很有可能会影响乳汁的顺畅排出。孕妈妈可以在孕期轻拉乳头，及时纠正乳头凹陷问题。如果有早产先兆、流产史或乳房护理时出现宫缩，应避免做该护理。

"十字操"纠正乳头凹陷

如果孕妈妈发现自己乳头凹陷，可在孕32周后开始做"十字操"进行纠正。方法是将大拇指和食指平行放在乳头两侧，慢慢地将乳头向外拉开，牵拉乳晕皮肤及皮下组织，使乳头向外突出。拉乳头时手法和动作都要轻柔，时间不能太长，每天2次，每次重复10~20次即可。有早产先兆（如频繁下腹痛、阴道有血性分泌物）的孕妈妈及有早产史者，"十字操"改至孕37周后再做。如果拉乳头引起了宫缩，要立刻停止，待宝宝出生后再进行纠正。

按摩纠正乳头凹陷

乳头凹陷的孕妈妈还需要做乳房按摩，以乳头为中心，双手食指放在乳晕上下，手指轻压乳房，分别向上下推开，然后再推回；再把双手食指放在乳晕两旁，重复之前的动作。按摩前后可以涂抹适量的孕妇专用乳液，保持皮肤滋润。乳房和乳头的保养按摩，可使乳头坚韧、挺起，有利于宝宝吸吮和乳房美观。

吸奶器纠正乳头凹陷

孕妈妈也可提前准备吸奶器，并按照吸奶器上的说明，用吸盘吸住乳晕，按压手柄，利用负压作用来牵引凹陷的乳头。一般持续约10分钟，取下吸奶器，再用手指轻轻拉乳头，帮助乳头突出。

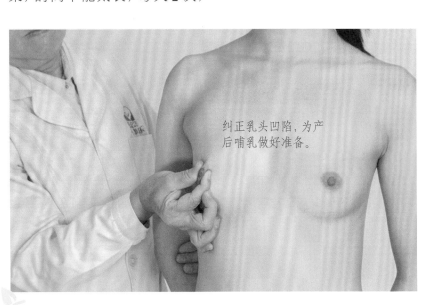

纠正乳头凹陷，为产后哺乳做好准备。

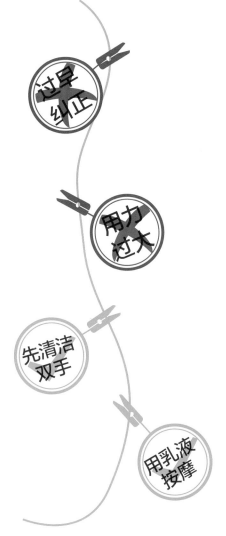

过早纠正

用力过大

先清洁双手

用乳液按摩

不要再出远门了

"孕妇不宜出远门"，这句老话是有一定道理的。特别是孕晚期，孕妈妈体内各系统都会发生很大变化，稍有不慎就可能出现突发情况，对于孕妈妈和胎宝宝来说都是非常危险的。

孕晚期旅游容易导致早产

怀孕后，孕妈妈体内各系统都会发生很大的变化，到了孕晚期这些变化更为明显，子宫、乳房逐渐增大，血容量逐渐增加，身体负担明显加重。其次，胃酸分泌减少，胃蠕动减弱，易出现腹胀和便秘；骨盆韧带变软，关节略松，严重时可造成关节疼痛，加上胎宝宝在肚子里逐渐增大，使孕妈妈体重明显增加，致使孕妈妈行动不太灵活，容易疲劳。

如果孕晚期长途旅游，孕妈妈会因乘车时间过长、体力消耗过度、食欲不佳、睡眠不足等诱发疾病，加上不良环境因素的作用（如路途颠簸、天气变化、环境嘈杂、乘车疲劳等），也会对孕妈妈心理产生负面影响，甚至会导致早产。

而且外出旅游人多拥挤，建议孕妈妈在孕晚期不要出远门，以保证孕妈妈和胎宝宝的安全，避免旅途中突然临产从而增加危险。

孕晚期不要搭乘飞机

如果孕妈妈必须出行，一定要注意交通工具的选择，如果路途不算太远最好乘坐私家车，并且走市区道路，沿途的医院最好也提前了解下。

孕晚期孕妈妈不要坐飞机，航空部门也有相关的规定，怀孕达 8 个月但不足 9 个月的孕妈妈，需要在乘机前 72 小时内提供省级以上医疗单位盖章的《诊断证明书》，经航空公司同意后方可购票乘机。

孕晚期不要乘坐长途车

在孕晚期，孕妈妈随时都有分娩的可能性，如果乘坐长途车，很容易因为颠簸而引起羊水破裂等问题，对孕妈妈和胎宝宝的健康都会造成严重的威胁。因此孕妈妈一定要拒绝长途乘车，注意休息，在家自数胎动，如果有疼痛、羊水破裂、见红需要立即前去医院检查。

必须出门时要做的 4 件事

1. 如果必须出远门，请拜访一次医生，了解自己的身体情况，询问有关注意事项，留下医生的联系方法，以便紧急时联系。

2. 若方便，托人在到达地找一位可靠的医生，或事先打听好当地的产科医院，以备不时之需。

3. 随身携带好自己的就诊记录。

4. 一定要找家人或者熟悉的朋友陪同。

专家说：妊娠高血压疾病

在怀孕 20 周以后，尤其是在怀孕 32 周以后是妊娠高血压疾病的多发期，发生率约占所有孕妈妈的 5%，表现为高血压、蛋白尿、水肿等。孕妈妈一定要按时做产检，注意预防该疾病的发生。一旦发现患病也不要过于紧张，按照医生的指导方案积极进行治疗。

妊娠高血压疾病对孕妈妈和胎宝宝的影响

怀孕期间如果体重增加过快，容易发生妊娠高血压疾病。这是一种血管的病变，对孕妈妈和胎宝宝都有不好的影响，因此孕妈妈应当引起注意。

对孕妈妈的影响：妊娠高血压疾病易引起胎盘早期剥离、心力衰竭、凝血功能障碍。

对胎宝宝的影响：妊娠高血压疾病引起的子痫是导致早产、宫内胎宝宝停育、新生儿窒息的主要原因。

饮食起居注意这些预防高血压

注意休息：正常的作息、足够的睡眠、保持心情愉快对于预防妊娠高血压疾病有重要作用。

注意血压和体重：可每日测量血压并做记录，如有不正常情况，应及时就医。

均衡营养：勿吃太咸、太油腻的食物；多吃新鲜蔬菜和水果，适量进食鱼、蛋、奶等高蛋白、高钾及低钠食物。

坚持体育锻炼：散步、孕妇操、简单的瑜伽等运动可使全身肌肉放松，促使血压下降。

每天 1 个苹果预防妊娠高血压疾病

有些孕妈妈到了妊娠中期、晚期，会出现妊娠高血压疾病。苹果含有较多的钾，钾可以促进体内钠盐的排出，对消除水肿、维持正常血压有较好的作用。

降压药，别随意服用

如果孕妈妈患妊娠高血压疾病，切忌随意服药。因为有些降压药会作用于血液，并通过胎盘和脐带进入胎宝宝体内，会影响胎宝宝的血流速度等，不利于胎宝宝的成长发育。所以，一旦患上妊娠高血压疾病，如需服药，一定记得在医生的指导下服用。

只有医生知道

　　本月是妊娠高血压疾病的高发期，孕妈妈不能忽略量血压这个小检查，但是孕妈妈可能由于紧张、活动量大等原因使得血压测量结果不正常，在此告诉所有孕妈妈在量血压时一定要放松，如果孕妈妈因为在医院里缴纳各种费用而走来走去，使得量出来的血压有些失常。医生会建议你先休息15分钟，安静下来再进行测量。

　　冬笋冬菇扒油菜

　　原料：油菜2棵，冬笋1根，冬菇4朵，葱、盐各适量。

　　做法：①将油菜去掉老叶，清洗干净切段；冬菇切半；冬笋切片，并放入沸水中氽烫，除去冬笋片中的草酸；葱洗净切碎。②油锅烧热，放入葱碎、冬笋片、冬菇煸炒后，倒入少量清水，再放入油菜段、盐，用大火炒熟即可。

　　营养功效：这道菜含大量维生素和膳食纤维，对控制妊娠高血压疾病很有帮助。

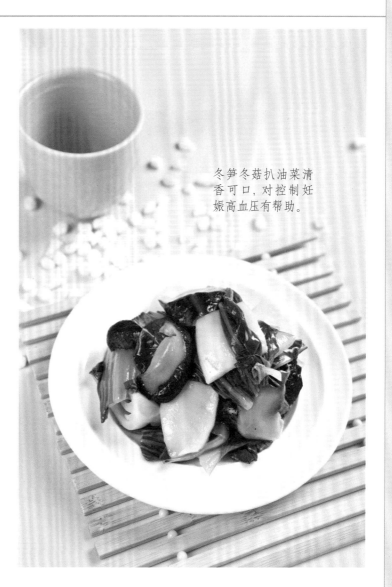

冬笋冬菇扒油菜清香可口，对控制妊娠高血压有帮助。

孕 9 月

孕晚期的各种不适、疼痛接踵而来，笨重的身体总是让孕妈妈疲惫不堪。可是想到腹中健康可爱的胎宝宝和体贴入微的准爸爸，孕妈妈是不是顿时充满了力量呢？

亲爱的爸爸妈妈：还有 1 个多月，我就要和爸爸妈妈见面了，爸爸妈妈有没有很期待呢？我可是有点着急哦，在本月末，我的头部开始降入骨盆，为出生做准备了。现在，整个子宫空间已经被我占满了，所以，我的胎动次数减少了，但每次胎动更富有力量。这个月，我还会继续长大，妈妈可能连睡觉也会觉得辛苦，为了我再坚持一下，我也会很努力的，等到足月了，我们就会见面了。

——你们的宝贝

胎宝宝发育天天见

▶ **第 225~226 天**（第 33 周第 1~2 天）

绿萝叶一般的指甲
胎宝宝的指甲在慢慢地变硬，由最初像柳絮一样的柔软变成现在如绿萝叶一般的柔软。同时，胎宝宝仍然在为出生储蓄蛋白质和脂肪，体重还在继续增加。

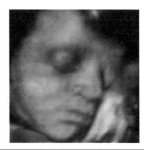

第 239~240 天（第 35 周第 1~2 天）

头围不断增加
虽然就要和孕妈妈见面了，但是胎宝宝还在努力地增长着，大脑迅速发育，头围也在不断增加着。

◀ **第 236~238 天**（第 34 周第 5~7 天）

免疫系统正在发育
虽然孕妈妈依然在为胎宝宝提供免疫保护，但坚强的胎宝宝已经开始发育自己的免疫系统了。

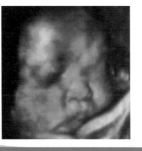

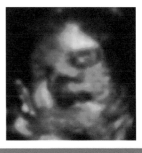

▶ **第 241~242 天**（第 35 周第 3~4 天）

指甲更硬了
胎宝宝的指甲在不停地长长，现在它们的硬度像一张纸一样了，孕妈妈准备好胎宝宝专用的指甲剪了吗？

▶ **第 243~245 天**（第 35 周第 5~7 天）

胖乎乎的了
胎宝宝变得胖乎乎的了，孕妈妈肚子里的空间显得更小了，胎宝宝一个转身都会在孕妈妈的肚皮上鼓起一大片。

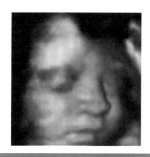

▶ **第 227~228 天**（第 33 周第 3~4 天）

脐带是玩具

在胎宝宝的眼里，脐带只是一根粗粗的柔软的绳子。胎宝宝越长越大，现在大多数时候他会像蚕蛹一样蜷着身子睡觉。

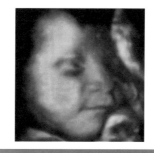

▶ **第 229~231 天**（第 33 周第 5~7 天）

大脑迅速发育

在这最后的几周，胎宝宝的大脑迅速发育生长，头围增加了约 9.5 毫米。这是胎宝宝智力发育的重要阶段。

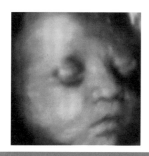

◀ **第 234~235 天**（第 34 周第 3~4 天）

越来越顽皮了

调皮的胎宝宝喜欢玩捉迷藏，当孕妈轻拍肚皮时，他像睡着了一样安静，可是当孕妈妈不注意的时候，又会突然猛踢孕妈妈的肚皮。

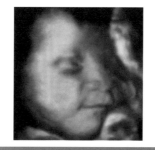

◀ **第 232~233 天**（第 34 周第 1~2 天）

等不及了，好想出来

如果胎宝宝此时出生，已经能够适应子宫外面的世界了，一些胎宝宝显然等不及，急着要出世了。

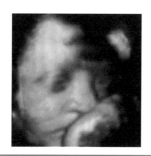

▶ **第 246~248 天**（第 36 周第 1~3 天）

进入生长缓慢期

胎宝宝开始为自己的降生做准备，他的头部开始慢慢向孕妈妈的宫颈口转动，且慢慢下降到孕妈妈的骨盆里了。

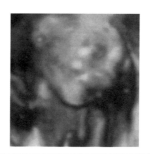

▶ **第 249~252 天**（第 36 周第 4~7 天）

保护胎宝宝的脂肪层

胎宝宝体内白色脂肪层在继续累积。这层保护性的脂肪层在胎宝宝出生后可替他保暖。孕妈妈要监测胎动，有异常及时咨询医生。

孕9月产检

本月，产前检查除了常规地完成前几次检查的项目外，医生会建议你开始着手进行分娩前的准备工作。

本月产检项目

产检项目	检查内容和目的
尿常规检查	• 便于医生了解孕妈妈肾脏的情况
血压检查	• 检测孕妈妈是否患有高血压或低血压
体重检查	• 通过孕妈妈的体重增长情况对孕妈妈进行合理的饮食指导
血常规检查	• 如果孕妈妈贫血，不仅会出现产后出血、产褥感染等并发症，还会殃及宝宝，例如易感染、抵抗力下降、生长发育落后等
听胎心音	• 推测出宫内胎儿有无缺氧
白带检查	• 判断孕妈妈是否有生殖道感染
骨盆检查	• 骨盆狭小或畸形骨盆均可引起难产
心电图	• 判断孕妈妈心脏能否承受生产压力

注：以上产检项目可作为孕妈妈产检参考，具体产检项目以各地医院及医生提供的建议为准。

专家解读产检报告

心电图由P波、QRS波、ST段、T波和U波组成。每1小格是0.04秒，一行颜色深的大格是25小格，也就是1秒，数6个这样的格子内的搏动然后乘以10就是心率。两个搏动之间也就是2个QRS波之间的距离越小，心率越快。P-R间期反映的是房传导速度，太长说明有阻滞。

让你一次就通过的小秘密

做心电图的小秘密

1. 不要空腹做心电图，以免出现低血糖，可能会引起心跳加速，影响心电图的结果。

2. 不要在匆匆忙忙的状态下去做心电图，检查前最好先休息一会儿，等平静下来再做检查。

3. 检查时既不要紧张，也不要说话，否则会产生干扰现象。

4. 做心电图时，要穿一些容易穿脱的衣服，最好别穿连衣裙。

5. 如果身上有手表、手机等设备，最好取下来放在一边，以免产生干扰。

孕 33 周 别太着急见到宝宝

从进入孕 9 月开始，孕妈妈要注意预防早产情况的发生，在饮食上也可以吃一些有助于预防早产的食物，日常生活中也要注意运动强度、规律作息等问题。

营养：预防早产要吃对

本周，孕妈妈不要因为体重增加而节食或少吃，还要注意不要吃生食或不干净的食物，以免腹泻而引起早产，同时保证每天的饮水量，以免发生脱水引起宫缩，导致早产。

可以多吃鱼

鱼肉富含动物蛋白质和磷质，营养丰富且易被人体消化吸收，对人类体力和智力的发展具有重大作用。同时，鱼也被人类称为"最佳防早产食品"。研究发现，孕妈妈吃鱼越多，怀孕足月的可能性越大，出生时的宝宝也会较一般宝宝更健康、更精神。孕期孕妈妈每周吃一次鱼，早产的可能性仅为 1.9%，而从来不吃鱼的孕妈妈早产的可能性为 7.1%。

桂圆、人参都别吃

桂圆和人参都是较常见的补品，但是孕妈妈可别随便吃，否则容易引起早产。桂圆性温、味甘，易引起上火，孕妈妈吃后不仅增添胎热，而且易导致流产或早产；人参中的皂苷可促使子宫收缩，有诱发流产、早产的可能。

预防贫血防早产

孕妈妈一旦发生贫血，其身体抵抗力会相对减弱，在妊娠期、产时或产后极其容易被各种疾病侵害。还会导致胎宝宝宫内发育迟缓，影响胎宝宝的生长和发育，严重者甚至会引起早产。孕晚期易发生贫血，孕妈妈可以吃一些动物血和肝脏，都是十分理想的食疗佳品。

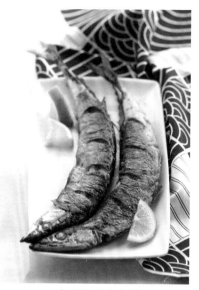

鱼是防早产食材，孕妈妈可多吃些。

含铜食物可防止胎膜早破

铜在胶原纤维的胶原和弹性蛋白的成熟过程中起重要作用，而胶原和弹性蛋白又为胎膜提供了特别的弹性与可塑性。如果孕妈妈体内铜元素水平低就极易导致胎膜变薄，弹性和韧性降低，从而发生胎膜早破。

体内的铜往往以食物摄入为主。含铜量高的食物有动物肝脏、豆类、海产类、贝壳类、蔬菜、水果等。

33

生活：坚持运动

这个时期，孕妈妈的肚子更加突出，身体的重心前移，背部以及腰部的肌肉常处在紧张状态，增大的子宫对腰部神经的压迫会直接造成腰背疼痛。做一些舒展和活动筋骨的运动能够帮助孕妈妈缓解不适。

彻底静养要不得

虽然到了孕9月，孕妈妈更易疲惫，但还是要适当活动，现在离临盆还有一段时间呢。适当的运动能增强孕妈妈腹肌、腰肌和骨盆底肌的力量，避免肥胖，减少妊娠水肿和高血压的发生，使胎宝宝及与分娩直接有关的骨盆关节和肌肉受到锻炼，为日后的顺利分娩创造有利的条件。

运动总原则

孕9月，离分娩越来越近了，此时的运动以不累为准，即孕妈妈每次运动不会感到劳累，参考运动有散步、舒展体操、孕期瑜伽等。

其中，以有准爸爸陪伴的散步最受孕妈妈欢迎，地点可以选择海边、公园或绿色的郊外，这样既可以增强体质，又能缓解分娩前的恐惧感、焦虑感和孤独感。

运动应注意

此时，孕妈妈身体负担特别重，这时候的运动一定要注意安全，要避免在闷热的天气里进行运动，每次运动时间不要超过15分钟，要时刻记得"慢"。

如果中途感到疲劳，应停止运动，稍事休息。

如果在运动中出现任何疼痛、气短、出血、破水、疲劳、眩晕、心悸、呼吸急促、后背或骨盆痛等现象，马上停止运动。另外，在运动后数小时没有胎动，也要立即去看医生。

运动后擦干汗水再采用沐浴冲澡的方式清洁，不要用盆浴浸泡。

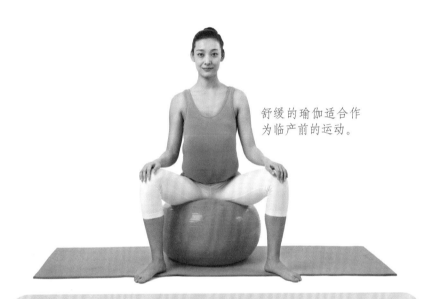

舒缓的瑜伽适合作为临产前的运动。

舒缓腰椎运动

舒缓腰椎运动可以减轻腰痛，增强腹背肌力。做的时候可以在地上铺上垫子。

双膝跪地，身体前倾，双手支撑着身体，头垂下，两肩及背部随着头部一起下垂，使脊骨弓起。然后抬起头来，两肩及背部随头部一起向上挺起，脊骨向下弯。

一般情况下做10次，如果达不到也不要勉强。

专家说：预防早产

虽然孕妈妈和准爸爸都想早点见到宝宝，可是宝宝提早出来可真不太好。早产对宝宝的生命威胁较大。因为身体未完全发育好，各器官发育不成熟，有可能引起一系列病症和生命危险。

不要碰到腹部

1. 预防跌倒：不要到人多的地方或上下班高峰时外出。被人碰一下，就有跌倒的危险，特别是上台阶时，一定要注意一步一步地走稳。

2. 保护腹部：不要拿重东西或拿高处的东西，以免碰到腹部。

静养

1. 对初次分娩的不安等紧张情绪均可引起早产，要注意保持精神上的愉快。

2. 意想不到的事故、烦恼，甚至于有时噪声都能引起早产。

3. 疲劳也可引起早产，要注意避免睡眠不足和过度疲劳。

不要刺激腹部

1. 严重的腹泻：严重的腹泻因排便时刺激子宫使其收缩加快，可引起早产。

2. 夫妻生活：正常意义上的夫妻生活与早产没有关系，但只要有一点点早产征兆，就应禁止夫妻生活。

3. 长时间持续站立或下蹲的姿势，会使腹压升高子宫受压，也可引起早产。

留心孕妈妈的健康状况

1. 疾病：心脏病、肾病、糖尿病、高血压等，宫颈机能不全、子宫畸形等。

2. 传染病：流感、没有治愈的梅毒等。

3. 营养不良：维生素 K、维生素 E 不足等。

抚摸胎教视情况而定

抚摸胎教是孕妈妈和宝宝之间最早的交流，适当的抚摸、轻拍，能加强母婴之间的情感交流和联系，还可以锻炼胎宝宝的触觉神经和运动神经。但是到了孕晚期，就要视情况而定了，若感觉到胎宝宝动得异常，就应立即停止抚摸。尤其是当孕妈妈经常有一阵阵腹壁变硬、不规则的子宫收缩的情况下，就更不能做抚摸胎教了，以免刺激子宫、引起早产。

孕 34 周 不要太过担心

离分娩又近了一步，孕妈妈可能会对分娩及一些突发情况感觉到紧张、不知所措，听到胎盘早破、前置胎盘等情况只觉得非常恐怖，其实提前了解它们，做好应对措施，安然度过接下来的时间并不难。

营养：临近分娩更应均衡饮食

本周，孕妈妈的肚子进一步增大，体重跟着快速上升，也更容易出现便秘情况，这时，有这些情况的孕妈妈别太过担心，有意识地补充一些富含维生素的食物，如红薯、菠菜等，对缓解便秘、控制体重很有帮助。

不要以克制饮食来控制体重

很多孕妈妈在这个时候发现自己体重超标，便采用克制进食的方法来控制体重，这样有害无益。应该咨询医生和营养师，根据自己的情况制订出合适的食谱才是科学的方法。

孕妈妈是不能单靠节食来控制体重的，因为需要为胎宝宝准备一个好的生存环境，母体的健康是最重要的。在孕晚期孕妈妈坚决不能吃垃圾食品，应多吃膳食纤维高的食物，比如绿色蔬菜和水果，太过油腻的食物不要吃，另外还可以做适当的运动。

吃点儿富含锌的食物

锌是孕妈妈不可缺少的重要元素。锌可促进胎宝宝的大脑和中枢神经系统的发育，预防脑积水，保证胎宝宝的健康发育，帮助孕妈妈顺利分娩。

从日常的海产品、肉类和鱼类中都可以摄取锌。牡蛎中富含锌，牛肉、羊肉也含有比较丰富的锌。如果缺锌严重，孕妈妈可以按照医生开的补剂进行补充；如果不严重，孕妈妈则可以通过食补获得足够的锌。

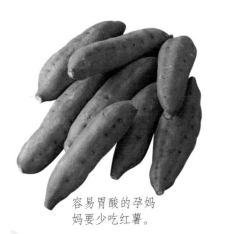

容易胃酸的孕妈妈要少吃红薯。

不要单吃红薯

红薯营养素丰富，它所含的蛋白质和维生素 C、维生素 B_1、维生素 B_2 比苹果高得多，钙、磷、镁、钾含量也很高，尤其是钾的含量，可以说在蔬菜类里名列前茅。

而且，红薯含有大量的优质膳食纤维，有预防便秘等作用。但红薯不宜做主食单一食用，要以大米、馒头为主，辅以红薯。这样既调剂了口味，又不至于对肠胃产生过大刺激。若单一食用红薯时，可以吃些炒菜，这样可以减少胃酸，减轻和消除肠胃的不适感。红薯可在胃中产酸，所以胃口不佳及胃酸过多的孕妈妈不宜食用。

生活：胎膜早破怎么办

如果在子宫没有出现规律性收缩以及阴道见红的情况下，发生了胎膜破裂，羊水从阴道流出，这种情况称胎膜早破，也被称为羊水早破。胎膜早破会引发早产、胎儿宫内窘迫、母婴感染等不良后果。

怎么判断是胎膜早破

孕妈妈发生胎膜早破时，通常会以为是自己小便尿湿了内裤，并不知道是羊水流出来了。当不明确究竟是羊水还是尿液流出时，可以试着用锻炼盆底肌肉的方法来控制液体流出，如果液体停止流出，则是尿液；如果不能控制，则是羊水。

羊水无色透明，而尿液有些刺鼻的氨水味。此外，还可以在家备一些羊水诊断试纸，一旦发现有不明液体，就用试纸来测试。

发生胎膜早破怎么办

发生胎膜早破，孕妈妈及家人不要过于慌张，孕妈妈立即躺下，把臀位抬高，防止胎宝宝的脐带脱垂，家人及时在孕妈妈外阴垫上一片干净的卫生巾，保持外阴的清洁，注意不可再入浴，应立即赶往医院就诊。在去医院途中也要保持臀位高的躺卧姿势。

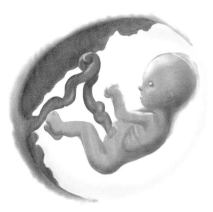

胎膜早破会危及胎宝宝生命，要及时去医院救治。

引起胎膜早破原因

1. 孕妈妈的宫颈口松弛，使胎膜受到刺激而引发胎膜早破。

2. 胎膜发育不良，如存在羊膜绒毛膜炎等，造成羊膜腔里压力过大，引起胎膜早破。

3. 胎位不正、骨盆狭窄、头盆不相称、羊水过多、多胎妊娠等，也可以使羊膜腔里压力增大，发生胎膜早破。

4. 孕期性生活不慎引起羊膜绒毛膜感染，特别是精液中的前列腺素可以诱发子宫收缩，导致羊膜腔压力不均匀，引发胎膜早破。

5. 其他因素，如孕期剧烈咳嗽、猛然大笑及做重体力活等，都可能使腹腔压力急剧增高，致使胎膜早破。

专家说：前置胎盘不可怕

前置胎盘是妊娠晚期出血的主要原因之一，而且很多孕妈妈在听到自己是前置胎盘时感到非常害怕，因为大部分孕妈妈都听说前置胎盘危险，容易发生早产、孕妈妈休克等危险情况。那么，前置胎盘真的这么恐怖吗？

前置胎盘并不可怕

前置胎盘是胎盘附着在子宫下段，甚至胎盘下缘达到或覆盖宫颈内口，其位置低于胎先露（最先进入骨盆入口的胎儿部分），极容易引起胎盘剥离或早产。其主要症状是阴道出血，此种出血不伴随疼痛感，很容易被孕妈妈忽略。

通过超声波检查确诊为前置胎盘的孕妈妈，只要不做剧烈运动，一般到孕32周之后会随着子宫位置的上升而有所缓解。如果孕32周之后情况没有好转，孕妈妈就要特别注意预防胎盘剥离和早产。也就是说，只要做好预防工作，前置胎盘并没有想象中的那么可怕。

检查前置胎盘的最佳时间

前置胎盘表现为不伴有腹痛的阴道出血。发生前置胎盘的孕妈妈有些并没有症状发生，有可能是怀孕后期医生在例行的B超检查时，发现前置胎盘；而更多的是在怀孕29周后出现出血的症状才知道。

如果孕妈妈前期没有检查出有前置胎盘的症状，却在孕31周后时常有无痛性出血症状，需要马上去医院做B超检查，确定是否为前置胎盘。

另外，已经诊断出前置胎盘的孕妈妈，则要更加留意怀孕时的意外情况，如果有出血、腹痛、阵痛等问题时，都应该立即就医。

哪些人容易发生前置胎盘

有下列情况的孕妈妈容易出现前置胎盘的情况，孕妈妈应多加注意。

1. 怀第一胎宝宝时患有此症的孕妈妈。

2. 怀双胞胎或多胞胎的孕妈妈。

3. 曾经多次做过子宫手术（如刮宫术、子宫肌瘤剔除）或剖宫产手术的孕妈妈。

4. 吸烟的孕妈妈。

5. 患有子宫内膜炎症的孕妈妈。

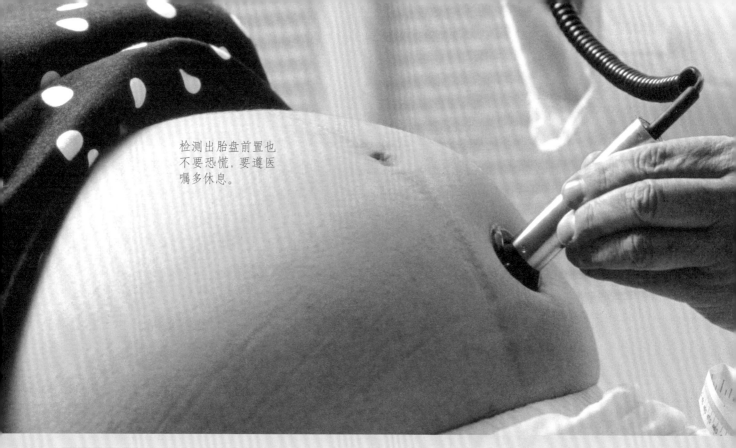

检测出胎盘前置也不要恐慌，要遵医嘱多休息。

 只有医生知道

孕妈妈在查出有前置胎盘的情况下，应在日常生活中注意以下几点，以保护好自己和胎宝宝。

1. 避免搬重物：怀孕后期，生活细节要多注意，不宜搬重物或腹部用力。

2. 暂停性行为：进入孕晚期或有出血症状的孕妈妈都不宜有性行为。此外，较轻微前置胎盘的孕妈妈也应避免性行为或压迫腹部的动作。

3. 有出血应立即就诊：有出血症状时，不管血量多少都要立即就诊，如果遇上新的产检医生，应主动告知有前置胎盘的问题。

4. 注意胎动：每日留意胎动是否正常，如果觉得胎动明显减少时，需要尽快就医检查。

5. 孕妈妈应该多休息，避免太过劳累而影响胎宝宝发育。

6. 不可过度运动：过度运动也可能引发出血或其他症状，因此不宜进行太过激烈的运动。

孕 35 周 进入待产期

进入待产期预示着孕妈妈随时会见到胎宝宝，在此时，不管是物质上的还是精神上的，孕妈准爸们都要做好准备，此阶段最重要的是生活要有规律，保持情绪稳定。

营养：食物让心情更好

此时孕妈妈的心情一定很复杂，既有即将与宝宝见面的喜悦，也有面对分娩的紧张不安。情绪可能也时好时坏的，自己也感到很痛苦，这时，孕妈妈不妨尝试吃一些好吃的，让自己的心情更愉悦。

吃有助于缓解情绪的食物

孕妈妈的不良情绪不利于胎宝宝的健康和心智发育，因此孕妈妈要尽量保持好心情，这对孕妈妈和胎宝宝都十分有好处，孕妈妈可以通过多摄取一些能够帮助自己缓解恐惧感和紧张情绪的食物，如富含 B 族维生素、维生素 C、镁、锌、叶酸、维生素 K等营养素的豌豆、菠菜、鱼、鸡蛋、牛奶、空心菜、西红柿、红豆、香蕉、梨、葡萄柚、木瓜、香瓜和优质肉类、坚果类、谷类、柑橘类等食物。

吃些零食调节情绪

心理学家发现，吃零食能够缓解紧张情绪，消减内心冲突。手拿零食时，零食会通过手的接触和视觉，将一种美好松弛的感受传递到大脑中枢，有利于减轻内心的焦虑和紧张。临近分娩，孕妈妈难免会感到紧张甚至恐惧，可以试着通过吃坚果、饼干等零食来缓解压力。

早餐也是很好的情绪调节剂

早餐不可忽视。有些孕妈妈上班为了赶时间，常常来不及吃早餐。研究表明，早餐不仅能提供足够的营养，还能愉悦心情，减少身心压力。所以，为了自己和胎宝宝的健康，要吃早餐，孕妈妈可以简单地做一碗燕麦粥，其中富含的维生素 B_6 能帮助孕妈妈放松心情。

适量吃肉，情绪好控制

有些孕妈妈喜欢吃肉食，遇到孕期需要补充营养的时候就更多地摄取肉类，但其实这样做对情绪、体重管理都是没有好处的。如果孕妈妈大量吃肉，肉类中的动物蛋白会使大脑中的"色氨酸"含量减少、大量的不饱和脂肪酸会使血压升高且血液中的钙含量下降，都易导致人的情绪急躁，因此，孕妈妈要适量吃肉，最好每天控制在100~150 克以内，保证蛋白质、铁的吸收即可。

适量吃肉，有利于保持好情绪。

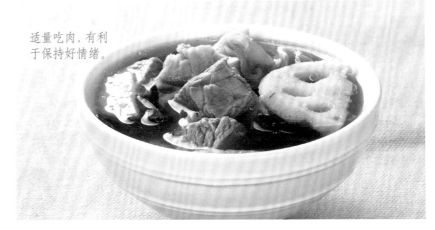

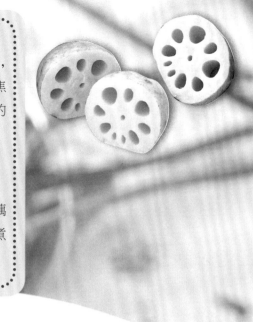

减压食材——莲藕

莲藕微甜而脆，有润燥止渴、清心安神的功效，孕晚期，面临分娩时的疼痛以及未知的育儿生活，孕妈妈容易出现焦躁的心情，还容易上火，孕妈妈适当吃些可以起到清心安神的作用。

莲藕红豆粥

原料：莲藕 150 克，大米 100 克，红豆适量。

做法：①红豆洗净，提前浸泡 2 个小时；大米洗净；莲藕洗净去皮，切成片。②锅中放入适量水，加入大米和红豆，煮至豆软米熟。③加入莲藕片，稍煮片刻即可。

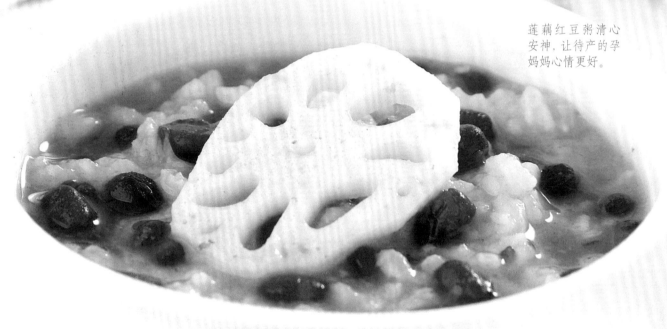

莲藕红豆粥清心安神，让待产的孕妈妈心情更好。

生活：在家待产都做什么

到了孕9月，孕妈妈就要随时做好入院生产的准备了。不要紧张，按照下面的步骤做，多给自己一点信心就可以了。

每天洗澡

尽可能每天洗澡，清洁身体。淋浴或只擦擦身体也可以。特别要注意保持外阴部的清洁。头发也要整理好。

绝对不要做对胎宝宝不利的动作，如向高处伸手或压迫腹部的姿势。

吃好睡好

充分摄取营养，充分休息，以积蓄体力。初产妇从宫缩加剧到分娩结束需要12~16个小时，特别要注意这一点，但时间的长短也是因人而异的。

严禁性生活

性生活可能会造成胎膜早破和早产。

不要走远了

不知道什么时候、在什么地方会开始宫缩，因此要避免一个人在外走得太远，顶多买买菜、短途散步。如去远处，要将地点、时间等向家里人交代清楚，或让家人陪同一起出门。

再确认一下住院准备工作的落实情况

物品、车辆的安排，与丈夫和家里人的联系方法，不在家期间的事情等，都要再次确认是否都没有问题了。

提前将分娩时所用的物品以及宝宝出生后用的物品整理后放入待产包里，放到容易拿取的地方，如果宝宝提前"报到"或有紧急状况，孕妈妈可立刻拿着就走，不会因为慌乱而落下东西。

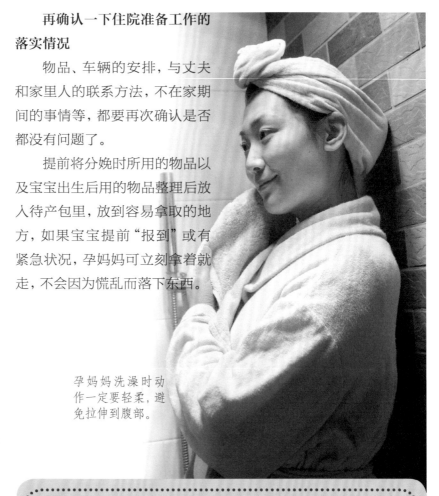

孕妈妈洗澡时动作一定要轻柔，避免拉伸到腹部。

去医院待产时间不过早

有一些孕妈妈觉得尽早住院才放心，其实住院时机的选择很重要。因为太早入院待产，无形中会让准妈妈和家人都产生不必要的心理压力，造成产程过长，有的孕妈妈会进而要求进行不必要的剖宫产。但是如果入院太晚，孕妈妈情况急迫，则会使医护人员手忙脚乱，在匆忙中容易造成孕妈妈及胎宝宝的危险局面。建议孕妈妈在出现规律性宫缩后再到医院待产，如果是高龄孕妈妈可以提早10天左右住院待产。

入院待产包清单

证件

☐身份证

☐产检病例

☐医保卡

☐生育服务证

☐现金及银行卡

衣物

☐哺乳内衣两三套，内裤多带几条

☐睡衣和替换外衣 2 套

☐吸奶器及防溢乳垫

☐拖鞋

洗浴用品

☐脸盆 2 个

☐毛巾 2 条，小方巾若干，可用于产后热敷乳房、擦汗

☐洗漱套装 1 套

☐护肤品、梳子和镜子

☐晾毛巾的小衣架

卫生用品

☐餐巾纸若干

☐卫生纸若干

☐孕妇卫生巾 1 包

食物和餐具

☐巧克力、红糖及其他助产零食

☐水或饮料

☐弯头吸管

☐水杯 1 个

☐餐具 1 套或保温瓶

宝宝喂养用品

☐奶瓶 2 个

☐奶瓶刷

☐配方奶粉(小袋装即可，以备母乳不足时使用)

宝宝护肤用品

☐婴儿护臀霜

☐婴儿湿巾若干

☐小号纸尿裤或棉质尿布

宝宝服装用品

☐婴儿服两三套

☐胎帽 1 顶

☐和尚领内衣两三件

☐出院穿的衣物和抱被 1 套

小提示：入院之前就要准备好待产包，不过每个医院需要的证件不同，也有的医院会提供部分母婴用品，所以，最好事先向准备分娩的医院了解一下。

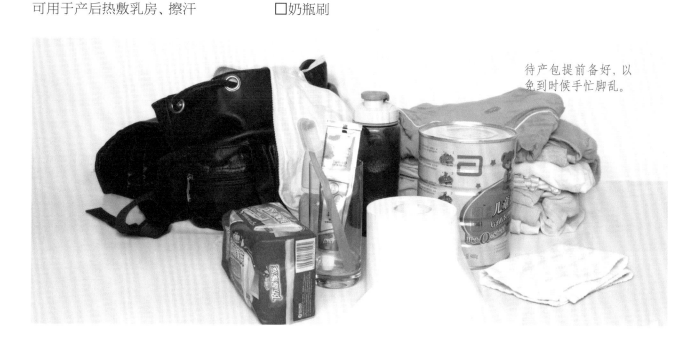

待产包提前备好，以免到时候手忙脚乱。

专家说：保持乐观心态

越临近分娩，孕妈妈的压力越大，情绪越紧张。千万不要让这种情绪一直持续下去，要找到疏解的方法，让之后的一个月和分娩安然度过。

孕妈妈在焦虑什么

临产时期是孕妈妈心情焦虑的易发时期，大致的原因可以分为6点，孕妈妈也来看看有没有你所忧心的，不过别担心，相信医生、相信自己，总有办法将这些问题一一解决的。

1. 担心分娩时会有生命危险。

2. 害怕分娩的疼痛，无法选择是剖宫产还是自然分娩。

3. 担心住院以后看到其他产妇的痛苦状况。

4. 怕超过预产期而出现意外。

5. 在选择母乳喂养还是人工喂养的问题上举棋不定。

6. 分娩的日子很快到来，担心自己无法胜任妈妈这一角色而产生忧虑。

亲情来减压

一个人心理状态越不好越想得到亲人的同情和安慰，因此，以准爸爸为首的全家人要行动起来，为孕妈妈实行减压计划，给予加倍的关怀和爱护。

共同学习：准爸爸陪同孕妈妈一起到孕妇学校或孕妇课堂听取产前知识的讲座，互相交流、沟通，会减少孕妈妈的恐惧和忧虑。

生活关怀：准爸爸或家人每天帮助孕妈妈洗浴，准爸爸在临睡前给孕妈妈轻轻按摩，缓解孕期酸痛和水肿，帮助孕妈妈入睡。

携手散步：准爸爸每天清晨或傍晚陪孕妈妈出去散步，也可以适当地陪做孕妇体操。

贴身守候：这段时间准爸爸尽量不要到外地出差，陪伴在孕妈妈身边，缓解其紧张情绪。

陪同检查：准爸爸每周陪伴孕妈妈到医院接受定期检查，与孕妈妈共同做好临产前的准备。

自创好心情

遇到不如人意的事也不要自怨自艾、怨天尤人，应以开朗明快的心情面对问题，对家人要善解人意，心存宽容和谅解，协调好家庭关系。并告诉自己，那么长的一段时间都坚持下来了，还在乎剩下的这点时间吗？可以与其他孕妈妈或新妈妈多交流，从别人身上寻找自己缺少的快乐理由。

心情不好的时候到户外走走，找一个风景优美的地方。把注意力放到大自然中，你会发现心中原有的沉重情绪会减轻不少。

另外，孕晚期产生焦虑、紧张甚至抑郁的情绪都是正常的，孕妈妈可以向已经当了妈妈的朋友、亲人请教。和她们聊过之后你就会发现，你遇到的大多数情况、你担心的问题是普遍性的问题，并且没有那么难以解决。

只有医生知道

孕妈妈心理压力过大、不自信、害怕分娩等不良情绪会使身体产生应急激素，这样，孕妈妈的疼痛感受会增强，产程也会拖延，对顺利分娩没有益处，甚至会造成难产，而且也不利于胎宝宝的健康和心智发展，因此孕妈妈要尽量保持一个好心情，这对孕妈妈和胎宝宝都十分有好处。经常保持良好情绪的孕妈妈，体内的有益物质会让孕妈妈的身体处于最佳状态，十分有益于胎盘的血液循环，促使胎宝宝稳定地生长发育，并且不易发生早产及妊娠并发症。

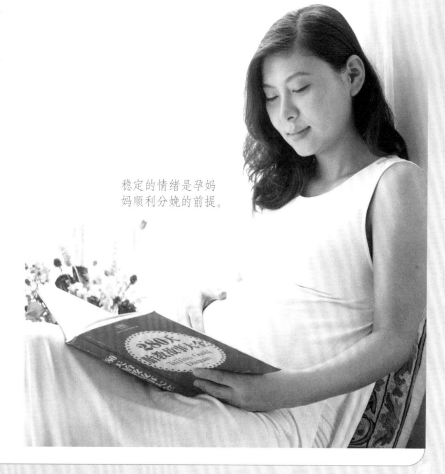

稳定的情绪是孕妈妈顺利分娩的前提。

孕 36 周 要为分娩做准备了

本周后就要进入孕期最后一个月了，胎宝宝也可能随时降生，孕妈准爸们要开始为分娩做准备了，营养要跟上的同时，也可以做一做助顺产的运动了。

营养：饮食调节，为分娩做准备

本周开始，孕妈妈的饮食依然要遵从食品多样化、营养均衡、适当摄入碳水化合物的原则，不过，不要再额外补充大量钙质了，每天保证摄入 1 500 毫克的钙即可，以免造成胎宝宝骨骼硬化，增加分娩难度。

可以吃助眠食物

很多孕妈妈到了孕晚期都会出现睡眠质量差的现象，可以适当补充一些助眠食物，保证睡眠质量，为分娩做好体力储备。

牛奶有安眠的作用，如果在睡前喝 1 杯牛奶，可使孕妈妈较快地进入梦乡。

苹果、香蕉等水果，可抵抗肌肉疲劳，每天吃适量的水果，也有很好的安眠作用。

小米、莴苣、莲藕、莲子都有助眠的功效，孕妈妈在日常饮食中可以用小米、莲子煮粥，在晚餐食用或睡前食用。莴苣、莲藕切片用来煮汤，加适量蜂蜜喝，有很好的安神入睡的功效。

没必要天天喝浓汤

孕晚期更不应该天天喝脂肪含量很高的浓汤，如猪蹄汤、鸡汤等，因为过多的高脂食物不仅让孕妈妈身体发胖，也会导致胎宝宝过大，给分娩造成困难。比较适宜的汤是富含蛋白质、维生素、钙、磷、铁、锌等营养素的清汤，如瘦肉汤、蔬菜汤、蛋花汤、鲜鱼汤等。而且要保证汤和肉一块吃，这样才能真正摄取到营养。

食不过量很重要

在为顺利生产做准备的孕 9 月，孕妈妈的饮食更要做到摄入营养均衡，热量不超标，并且坚持每天按此标准进食，配合适当的运动，这样才能够保证胎宝宝的正常发育和孕妈妈的健康，有助于分娩的顺利完成。

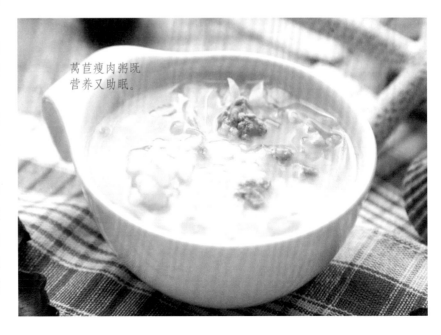

莴苣瘦肉粥既营养又助眠。

生活：做做有助于顺产的产前运动

为了更安全顺利地迎接小宝宝，孕妈妈最好从本周开始练习一些分娩促进运动，这对顺产大有裨益！

下肢运动

下肢运动有助于增强腿部内侧肌肉，有助于分娩。

1. 盘腿坐在地上，背部挺直，双手握住脚掌，使两脚脚底靠在一起。

2. 大腿外侧向下压，心中默数 5 下后放松，重复 10 次。

骨盆运动

骨盆运动可以锻炼骨盆底部及背部肌肉，储备产力的同时也帮助孕妈妈做好顺产准备。

1. 站立，双腿分开与肩同宽，膝盖自然弯曲，双手放在腰间，一边呼气一边左右运动骨盆，也可以前后运动。

2. 坐在圆球上，张开双腿，将球向后推，同时身体向前倾，以不压迫腹部为宜。

3. 坐在地上，两腿最大限度地张开，双臂分别向左右伸展。整个身体向前倾，然后向后仰。反复几次。

4. 坐在地上，端正身体，一条腿向旁边伸直，另一条腿向内弯曲，手自然握住腿，上身慢慢向下弯，以能弯曲到最大程度为限。

划腿运动

划腿运动可锻炼腿部力量及骨盆关节的灵活性，有利于促进孕妈妈顺产。

1. 用手扶椅背，右腿固定，左腿做 360° 转动（画圈）。

2. 还原，换腿做。早晚各做五六次。

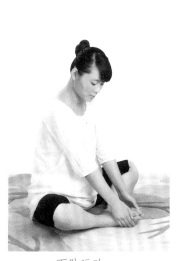 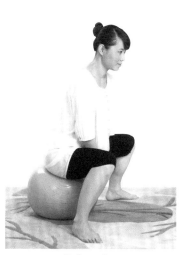 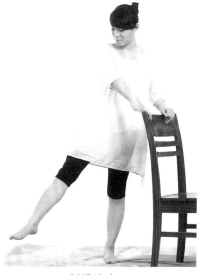

下肢运动　　　　　　　　骨盆运动　　　　　　　　划腿运动

专家说：别忽视羊水过多过少

羊水就像一面镜子，孕妈妈在产检时，医生通过 B 超检查或检测羊水的成分，可以了解胎宝宝在子宫内的发育和成熟情况。那么，羊水到底有什么奇妙之处呢？羊水过多或过少对胎宝宝有危害吗？

超过 2 000 毫升为羊水过多

临床上羊水量以 300~2 000 毫升为正常范围，超过了 2 000 毫升就称为"羊水过多"。羊水过多会压迫孕妈妈腹部，影响正常的消化功能，还会挤压到心脏和肺部，影响孕妈妈心肺功能，导致呼吸急促等不适。此外，羊水过多会使子宫长大增高，容易引起早产。

急性羊水增多应及时就医

如果是急性羊水增多，即孕妈妈在几天之内子宫迅速增大，并伴有腹部胀痛、呼吸困难、行走不便或不能平躺等现象，要及时就医。

引起羊水过少的原因

羊水过少与胎宝宝畸形、胎盘功能异常、胎膜病变和孕妈妈身体不适有关。如果孕妈妈出现过严重腹泻、呕吐或喝水过少的现象，就有可能导致羊水不足。此外，孕妈妈血容量不足或缺氧也会引起羊水过少，此时要补铁、吸氧，还要多喝水增加血液循环。

羊水过少应时刻关注胎动

如果孕妈妈出现羊水过少的现象，要按照医生的要求进行 B 超检查和胎心监护。在家的时候要多喝水，每天数胎动的次数，如果胎宝宝突然变得不那么爱动，要立即去医院就诊。

 只有医生知道

怀孕时，羊水能缓解外部的压力，保护胎宝宝不受外部冲击的伤害。羊水能稳定子宫内的温度，给胎宝宝一个相对恒温的环境。子宫收缩时，羊水能缓解子宫对胎宝宝的压迫，特别是对胎宝宝头部的压迫。羊水中还有抑菌物质，能防止胎宝宝受到感染。此外，羊水破了之后，能润滑产道，有利于胎宝宝娩出。羊水对于孕期及分娩都有很大作用，因此，孕妈妈一定别忽视羊水，羊水过多、过少都对母婴不利，一定要及时就医。

脐带绕颈并不可怕

一听说脐带绕颈，孕妈妈都会非常担心。有的孕妈妈甚至会担心自己肚子里的胎宝宝因为脐带绕颈发生危险。事实上，"脐带绕颈"并没那么可怕。

怎么会脐带绕颈

脐带绕颈与脐带长度及胎动有关，如胎宝宝有较多的自动回转或孕妈妈进行过外倒转术，都可能导致脐带绕颈。脐带绕颈一般没什么危险，不必过于担心。

脐带绕颈会不会勒坏胎宝宝

脐带绕颈一周的情况很常见。脐带以松弛状态绕颈，不影响脐带血循环，不会危及胎宝宝的生命安全。脐带绕颈的发生率为20%~25%，也就是每四五个胎儿中就有一个生下来发现是脐带绕颈的。有很多绕了几圈的，孩子也都很好。

当然，也不排除意外。如果脐带绕颈过紧可使脐血管受压，导致血循环受阻或胎宝宝颈静脉受压，使胎宝宝脑组织缺血、缺氧，会造成宫内窘迫甚至死胎、死产或新生儿窒息。这种现象多发生于分娩期，如同时伴有脐带过短或相对过短，往往会在产程中影响胎先露（最先进入骨盆入口的胎儿部分）下降，导致产程延长，加重胎儿缺氧，危及胎宝宝的生命。

脐带绕颈了，孕妈妈该怎么办

1. 回家要经常数一下胎动，如果突然发生激烈且大量的胎动，赶紧去医院检查。

2. 羊水过多或过少、胎位不正的一定要做好产前检查，通过胎心监测和超声检查等间接方法，判断脐带的情况。

3. 孕妈妈要注意的就是减少震动，保持左侧卧位睡姿。

4. 不要因惧怕脐带绕颈发生意外而要求剖宫产。

可以通过锻炼来纠正吗

孕妈妈不用通过锻炼来纠正胎宝宝绕颈情况，这是因为胎宝宝一直是在动的，所以才会有脐带绕颈，但不久后胎宝宝很有可能会通过活动又自己绕开。

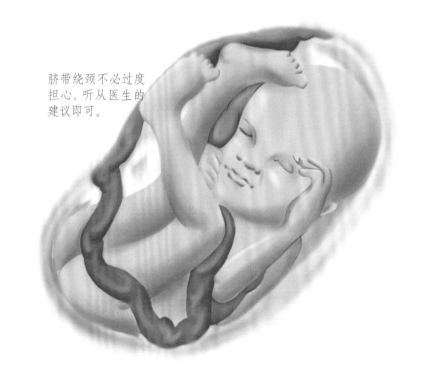

脐带绕颈不必过度担心，听从医生的建议即可。

孕 10 月

这个月一结束，宝宝就可以和爸爸妈妈见面了。虽然一颗激动的心无论如何也按捺不住，但孕妈妈还是要保持心态平和，每天要坚持散步，坚持均衡饮食。如果是已经在家休产假的孕妈妈，可以在空闲时间继续对胎宝宝进行胎教。

亲爱的爸爸妈妈：我已经足月了，做好随时"搬家"的准备了。妈妈的心情一定很复杂，既有期待，又有对分娩的恐惧不安吧？妈妈加油，我会跟你一起努力的。妈妈要放松心情，不要太紧张哦。我还需要营养储备呢，妈妈要保持规律饮食，这是顺利分娩的有力保证。我随时准备到来，爸爸妈妈快看看一切都准备好了吗？
—— 你们的宝贝

胎宝宝发育天天见

▶ 第253~254 天（第37周第1~2天）
又圆又结实的小家伙
胎宝宝看起来又圆又结实，是因为皮下脂肪增多的缘故。随着这些脂肪的不断堆积，胎宝宝的手肘和膝盖开始内凹。

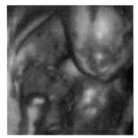

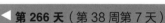

第267~268 天（第39周第1~2天）
在为呼吸空气做最后准备
过了随后的两三天，胎宝宝肺部表面活化剂的产量开始增加，这种活化剂使肺泡张开，这是胎宝宝在为出生后呼吸空气做最后的准备。

◀ 第266 天（第38周第7天）
白白胖胖的小家伙
胎宝宝现在已经非常接近他出生时的体重了，接下来胎宝宝的皮肤会变厚一些、白一些，等他见到孕妈妈的时候，会是个白白胖胖的小家伙。

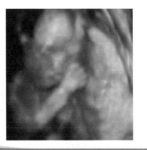

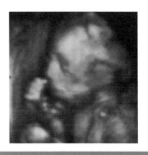

▶ 第269~270 天（第39周第3~4天）
胎头不断下降
胎宝宝仍然在为出生做准备，胎头不断下降，身体各项功能也在做相应的准备。孕妈妈的身体此时也会逐渐发生变化，这都是在为生产做准备。

▶ 第271~273 天（第39周第5~7天）
胎毛在消失
胎宝宝的胎毛正在消失，如果有胎毛保存到出生，多会在胎宝宝的肩部、前额和颈部。新生儿出生后两三周都没有泪腺功能，因此第一声啼哭通常没有眼泪。

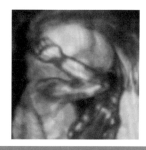

▶ **第 255~257 天**（第 37 周第 3~5 天）

努力为出生做准备

到此时，胎宝宝的身长几乎有 50 厘米了，体重也能达到 3 000 克，这个胖乎乎的小家伙正在为和孕妈妈见面做着最后的准备。

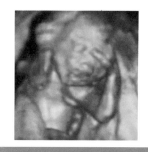

▶ **第 258~259 天**（第 37 周第 6~7 天）

肠内积聚胎粪

胎宝宝的肠内积聚了大量的胎粪，正常情况下，这些胎粪会在胎宝宝出生后很快被排泄掉，这可能导致胎宝宝出生后体重稍有下降。

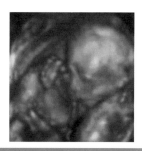

◀ **第 263~265 天**（第 38 周第 4~6 天）

随时可能和妈妈见面

胎宝宝的头围和臀围基本相等，身体已经发育得很成熟，随时可能和孕妈妈见面了。孕妈妈要密切关注胎宝宝和自己的状况，有临产症状要及时入院。

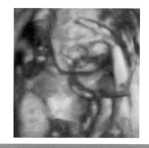

◀ **第 260~262 天**（第 38 周第 1~3 天）

活动量变小

由于子宫空间有限，胎宝宝的四肢正如预料的那样弯曲着紧靠身体，活动受到限制。到了现在，胎宝宝随时可能降生，孕妈妈要做好准备。

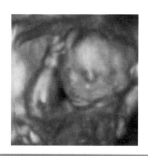

▶ **第 274~277 天**（第 40 周第 1~4 天）

会"变形"的小脑袋

胎宝宝的头颅骨还没有完全固化，出生时骨盘会被挤压在一起，让胎宝宝顺利通过产道。出生后，颅骨骨盘间的骨缝或空隙也叫做颅囟。

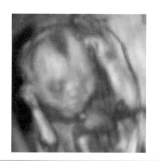

▶ **第 278~280 天**（第 40 周第 5~7 天）

终于快要见到妈妈了

到了胎宝宝的预产期，意味着出生前所有的生长发育已经完成。胎宝宝已经为你们的第 1 次相见做好了准备。

孕 10 月产检

孕妈妈在怀孕的最后 1 个月应每周去医院检查一次，以便在第一时间了解胎宝宝的变化，据此推测分娩日期。另外，在哪个医院进行分娩也要在预产期来临前就做好决定。

本月产检项目

产检项目	检查内容和目的
测量宫高、腹围	• 本月，测量宫高和腹围可判断胎儿是否成熟
手摸宫缩	• 宫缩的频度和强度是指导医生进行相应处理的依据
羊膜镜检查	• 判断胎儿安危的检查，主要用于高危妊娠以及出现胎儿窘迫征象或胎盘功能减退的检测
B 超检查	• 本次 B 超将为确定生产的方式提供可靠的依据
胎儿成熟度检查	• 一般临床采用测量子宫底高度和腹围，按公式计算胎儿体重，估计羊水来推测胎龄
听胎心音	• 推测出宫内胎儿有无缺氧
胎位检查	• 确定孕妈妈自然分娩还是手术助产

注：以上产检项目可作为孕妈妈产检参考，具体产检项目以各地医院及医生提供的建议为准。

专家解读产检报告

胎心监护仪上主要有两条线，上面一条是胎心率，正常情况下为 120~160 次 / 分钟，一般表现为一条波形曲线，出现胎动时心率会上升，出现向上突起的曲线。胎动计数大于 30 次 /12 小时为正常，胎动计数小于 10 次 /12 小时提示胎儿缺氧。下面一条表示宫内压力，数值在宫缩时会增高，随后会保持 20 毫米汞柱左右。

一次测量中胎心过快或过慢并不代表有问题，医生会根据一段胎心监护的图纸进行评分，8~10 分为正常，7 分及以下为异常。

让你一次就通过的小秘密

一次通过胎心监护

很多孕妈妈做胎心监护时都不是一次通过的，但大多数的时候胎宝宝并没有异常，只是睡着了而已。所以，孕妈妈在做检查前就要把胎宝宝叫醒。

孕妈妈可以轻轻摇晃你的腹部或者抚摸腹部，把胎宝宝唤醒；也可以在检查前的 30 分钟内吃些巧克力、小蛋糕等甜食，这样胎宝宝会容易动一动。在检查时，孕妈妈最好选择一个舒服的姿势进行监护，避免平卧位。

孕 37 周 再多了解一些

从进入本周开始，孕妈妈到了怀孕的最后阶段，每过 1 小时，胎宝宝就为出生做了更充足的准备，孕妈妈也开始为分娩多做一些准备，多了解一些知识，多储备一些营养吧。

营养：为分娩储能

最后 1 个月，由于胎宝宝生长更快，胎宝宝体内需要贮存的营养素也会增多，孕妈妈需要的营养也达到最高峰。为此，孕妈妈的膳食应多样化，尽力扩大营养素的来源，保证营养素和热量的供给。

继续坚持少食多餐

进入怀孕的最后 1 个月了，孕妈妈还是要坚持少食多餐的饮食原则。因为此时胃肠很容易受到压迫，从而引起便秘或腹泻，导致营养吸收不良或者营养流失，所以，孕妈妈一定要增加进餐的次数，每次少吃一些，而且应吃一些口味清淡、容易消化的食物。

多为身体储存能量

此时孕妈妈的饮食要照顾到胎宝宝贮存营养的需要，也要为分娩储备能量，所以宜保证足够的营养，所幸由于胎头已入盆，孕妈妈胃部不适感减轻，食欲增加，可适当多吃蛋白质、碳水化合物含量丰富的食物。

当然，也不能以为分娩储备能量为理由猛吃猛喝，不节制地吃自己喜欢的食物，或者吃些不健康的食物，这不仅不利于孕妈妈和胎宝宝的身体健康，而且对分娩也有害而无利。

> **补充维生素 K 预防产后大出血**
>
> 孕晚期，孕妈妈适当摄取富含维生素 K 的食物，可预防产后大出血，同时也能预防宝宝出生后因维生素 K 缺乏引起的出血疾病。绿叶蔬菜、瘦肉、肝脏中含有丰富的维生素 K，孕妈妈可适当多吃一些。
>
> 建议孕妈妈每天通过吃些绿叶蔬菜和动物肝脏来补充维生素 K，但要注意不应过量补充，也不要滥用维生素 K 补充剂，以免孕妈妈发生溶血性贫血，也是为了避免致使胎宝宝出生后出现高胆红素血症和黄疸的情况。

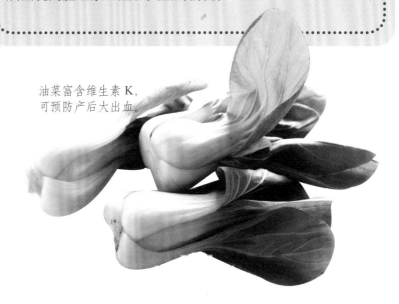

油菜富含维生素 K，可预防产后大出血。

生活：待产中可能出现的突发情况

每个孕妈妈既要对自己的分娩有信心，也要知道一些在医院待产时可能出现的突发情况。孕妈妈心理准备越充分，越有利于生产的顺利完成。遭遇突发事件时不要慌忙，理智地配合医生，母子平安才有保障。

胎儿窘迫

若胎儿心跳频率下降，可能是胎儿脐带受压迫、解胎便、胎头下降受到骨盆压迫等原因造成的。此时，医生会先给孕妈妈吸氧气、打点滴。如果胎心音仍未恢复正常，就必须立即进行剖宫产。

胎头与骨盆不相称

胎头太大或孕妈妈骨盆腔过于狭窄，致使子宫颈无法开足，或是胎头不再下降，出现这种情况，医生多半要采用剖宫产了。

胎盘早期剥离

在待产过程中，如果孕妈妈的阵痛转变为持续性的腹痛，且阴道出血有所增加，则可能为胎盘早期剥离。出现这种情况，孕妈妈要立即告诉医生，如确诊为胎盘早期剥离，医生需紧急为孕妈妈实施剖宫产。

脐带脱出

脐带脱出大多发生在早期破水、胎头尚在高位及胎位不正时。脱出的脐带会受到胎头压迫，中断胎儿的血液及养分供应，并危及胎宝宝的生命。因此，待产中的孕妈妈一旦出现这种状况，就需立即实施剖宫产。

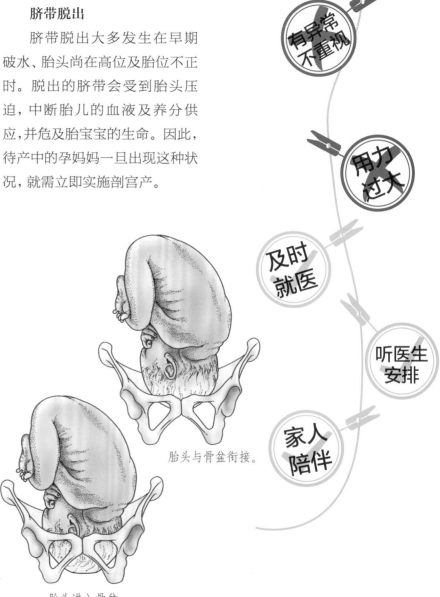

胎头与骨盆衔接。

胎头进入骨盆。

有异常 不重视

用力 过大

及时 就医

听医生 安排

家人 陪伴

专家说：了解分娩前兆

感觉肚子痛，孕妈妈第一个反应就是"要生了"。是不是真的要生了，了解并且掌握分娩前兆，有助于你控制局面，减少不必要的紧张、忙乱。

子宫底下降

初次生产的孕妈妈到了临产前两周左右，子宫底会下降，这时会觉得上腹部轻松起来，呼吸也变得比前一阵子舒畅，饭量也会随之增加。

宫缩

在临近预产期时，孕妈妈在 1 天内有好几次腹部发紧的感觉，并且这种感觉慢慢转为很有规律的下坠痛、腰部酸痛，每次持续 30 秒、间隔 10 分钟。以后疼痛时间逐渐延长，间隔时间缩短。

当规律性的疼痛达到每六七分钟 1 次，孕妈妈就应该去医院了，因为这意味着将要临产了。

破水

阴道流出羊水，俗称"破水"。因为子宫强有力的收缩，子宫腔内的压力逐渐增加，子宫口开大，胎宝宝头部下降，引起胎膜破裂，阴道流出羊水。羊水正常的颜色是无色或淡黄色，如果是血样、绿色浑浊，必须告诉医生。

出血

临产前因子宫内胎膜与宫壁分离，会产生少量出血，称为"见红"，这是较可靠的即将分娩征兆。如果出血量大，可能是胎盘早剥，需要立即到医院检查。

 只有医生知道

有一种情况，孕妈妈感觉到肚子痛到医院待产，却发现并不是真的要生了，这常被称为"假性宫缩"。一般假性宫缩的疼痛位置只在前方且宫缩无规律，时间间隔也不会越来越小，宫缩强度比较弱，不会越来越强，有时候会增强，但又会转弱，孕妈妈行走或休息片刻后会停止。

孕 38 周 万事俱备

已经临近分娩了，孕妈妈要多了解一些分娩时的情况，多知道一些分娩知识，为迎接宝宝到来做好万全准备。

营养：临产时要吃得营养

为了顺利生下胎宝宝，孕妈妈可能有"吃得多劲头足"的想法，这是个饮食上的误区。人体的吸收能力是有限的，吃得多未必都能转化成为能量，反而会给产后的体形恢复增加负担。

临产时的饮食应注重营养质量，食物应选择易消化、易吸收的，避免大量进食油腻食物。

除正餐外，可以适量添加零食和夜餐，零食可以选择牛奶、饼干、核桃仁、水果等食物；夜餐应选择容易消化的食物，比如蛋羹、牛奶、粥、点心等。

生活：多掌握一些分娩小技巧

看着预产期一天天临近，没有经历过生产的孕妈妈难免心情紧张。别担心，分娩也是有技巧的，你一定能够掌握它。

分散注意力

临产时由家人陪伴，由助产士或医生指导，分散注意力，一起聊一聊孕妈妈感兴趣的话题，并讲解分娩的过程，使孕妈妈掌握分娩知识，可有效地缓解分娩过程中的不适，从而降低对宫缩的感受力。

调节呼吸的频率和节律

当运动或精神紧张时，呼吸频率就会加剧，主动调整呼吸的频率和节律，可缓解由于分娩所产生的压力，增强孕妈妈的自我控制意识。

可将呼吸的频率调整为正常的 1/2，随着宫缩频率和强度的增加则可选择浅式呼吸，其频率为正常呼吸的 2 倍，不适达到最强时选用喘吹式呼吸，即 4 次短浅呼吸后吹一口气。

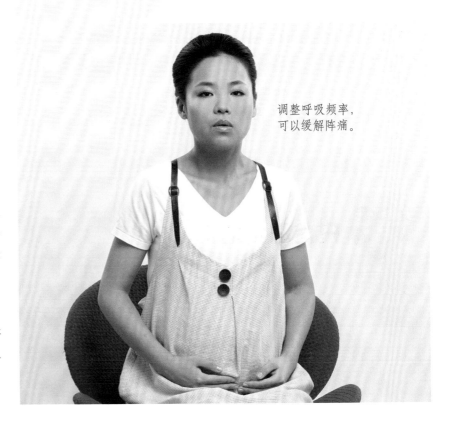

调整呼吸频率，可以缓解阵痛。

专家说：会阴侧切是保护

会阴侧切是为了防止孕妈妈会阴撕裂、保护盆底肌肉、使胎宝宝尽快降生，以避免胎宝宝心跳减弱、回旋不能顺利进行等可能出现的情况，是避免胎宝宝出现危险的手段。

什么情况需要会阴侧切

会阴侧切是顺产中的一个极小的手术，有以下情况的孕妈妈需要会阴侧切。

1. 胎头过大，无法顺利通过产道。

2. 需要用产钳或胎头吸引器助产的孕妈妈。

3. 初产，胎宝宝臀位经阴道分娩的孕妈妈。

4. 患心脏病、高血压等疾病，需要缩短第二产程。

5. 早产，胎宝宝宫内发育迟缓或宫内窘迫，需减轻胎头受压并尽早娩出。

6. 曾做会阴切开缝合，或修补后瘢痕大，影响会阴扩展的孕妈妈。

7. 初产头位分娩时会阴紧张、会阴体长，组织硬韧或发育不良等致使会阴未能充分扩张，估计胎头娩出时将发生严重裂伤的孕妈妈。

会阴侧切不可怕

会阴侧切是通过扩大阴道的出口，促进分娩在 12 小时内完成的一种处理手段。一般有正中切口和侧切口两种切口方式。一般会在会阴侧切之前进行局部麻醉，所以在切开或缝合时不会感觉到疼痛。会阴侧切后，术后恢复也快，不会对产妇的生活造成影响，所以孕妈妈大可不必担心。

 只有医生知道

分娩时也可避免会阴侧切，不过需要在怀孕时注意自己的饮食，并加强运动。

避免会阴侧切的小妙方

怀孕期间只要稍加控制饮食、避免胎宝宝过大，并养成运动的好习惯，不但可以使产程较为顺利，也可以减少会阴侧切的概率。

孕中期要少吃淀粉食物，并增加蛋白质的摄取，可降低体重增加的速度、避免胎宝宝过大。

多散步、多爬楼梯，练习拉梅兹呼吸法等，都可以加强肌肉力量，帮助生产。

孕 39~40 周 终于可以见到你

马上就要分娩了，孕妈妈心里一定既紧张又高兴。此时把自己的心情调整好，密切关注身体的变化，相信、听从医生的安排就能顺利分娩。

营养：产前饮食别松懈

临近预产期这段时间里的饮食，首先要注意清洁卫生，以保证身体健康，血气充足，其次要清淡且有营养，讲求质量。

待产期间适当进食

分娩一般要经历 12~18 小时，体力消耗大，所以待产期间必须注意饮食。这个时候的饮食不仅要富有营养，还要做到易消化、口味清淡，比如吃些奶类、面条、馄饨、鸡汤等。

这就需要家人提前准备好原料，按时做给孕妈妈吃，并且尽量做得色香味俱全，帮助她提高食欲。在这期间孕妈妈要经历阵痛，期间体力消耗是巨大的。有好胃口才能进食，才能将食物转化成能量，孕妈妈生宝宝的时候才有力气。

膳食纤维食物不宜吃太多

到了孕晚期，孕妈妈宜适当食用富含膳食纤维的食物，但不可多吃。因为膳食纤维进入体内，有促进胃肠蠕动的作用。孕晚期，因胎儿增大，孕妈妈肠道原本就易出现不适，大量进食膳食纤维后，快速的肠道蠕动会加重孕妈妈的不适症状。

产前饮食以清淡为主

产前孕妈妈饮食的口味宜清淡些，少吃过咸的食物，防止加重孕期水肿。控制高蛋白、高脂肪食物，如果此时不加限制，过多地吃这类食品，会使胎宝宝生长过大，给分娩带来一定困难。

> **剖宫产前不要吃东西**
>
> 如果是有计划实施剖宫产，手术前要做一系列检查，以确定孕妈妈和胎宝宝的健康状况。手术前一天，晚餐要清淡，午夜 12 点以后不要吃东西，以保证肠道清洁，减少术中感染。手术前 6~8 小时不要喝水，以免麻醉后呕吐，引起误吸。手术前注意保持身体健康，避免患上呼吸道感染等发热的疾病。

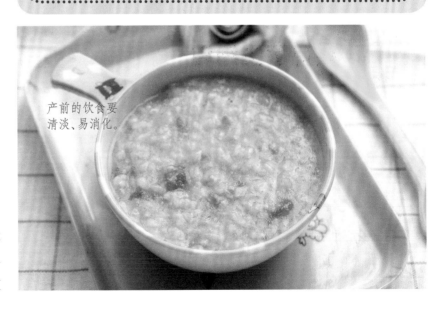

产前的饮食要清淡、易消化。

生活：分娩方式多了解

怀孕之后，很多孕妈妈常常困扰的事情就是：到底要剖宫产还是自然分娩？下面就来看看几种分娩方式的优缺点，选择一个适合自己的吧！

剖宫产

优点：

1. 当顺产有困难或可能对母婴有危险时，剖宫产可以挽救母婴的生命。

2. 减少妊娠并发症和合并症对母婴的影响，更适合高龄产妇与生育功能性缺陷的人。

3. 免去遭受产前阵痛以及顺产可能引起的大小便失禁之苦。

4. 腹腔内有其他疾病，可在手术中同时处理。

缺点：

1. 手术时可能发生大出血及副损伤，术后可能发生合并症。

2. 可能发生子宫切口愈合不良、肠粘连等症。

3. 术后子宫及全身的恢复都比自然分娩慢。

4. 再次分娩时为了防止原切口创伤，需要再次剖腹。

5. 剖宫产的宝宝，可能会发生呼吸窘迫综合征和多动症。

顺产

优点：

1. 产后恢复快，可立即进食、喂哺母乳。

2. 仅有会阴部位伤口，并发症少。

3. 经过产道的挤压，可以使宝宝的肺功能、皮肤神经末梢得到锻炼。

4. 腹部很快恢复原来的平坦。

缺点：

1. 要忍受产前阵痛。

2. 阴道松弛，但可通过产后运动恢复。

3. 骨盆腔子宫膀胱脱垂的后遗症。

4. 如需以产钳或真空吸引帮助生产，会引起胎宝宝头部肿大。

硬膜外麻醉

这是目前大多数医院普遍采用的镇痛方法，可大大缓解分娩时的疼痛，孕妈妈还可以下地自由行走。但会降低腹壁肌肉的收缩功能，可能会出现第二产程延长现象，有极少产妇会出现局部麻醉或脊髓麻醉的并发症。

水中分娩

水温和浮力有助于减少整个分娩过程中的痛楚，同时孕妈妈在分娩时出血量少，会阴也很少有破损，产后恢复也优于其他分娩形式。而且分娩池与子宫内的羊水环境类似，胎宝宝在离开母体后能很快适应这一新环境。但是有可能出现新生儿呛水死亡等可怕后果，在消毒及如何防止感染等方面的技术也不够成熟。

专家说：顺产时怎么做省力又不痛

大多数孕妈妈对于分娩都是又期待又忐忑，总听说分娩很疼，心里有些担心，现在就来告诉孕妈妈一些能够帮助你在分娩时缓解疼痛节省力气的方法。

大喊大叫耗体力

孕妈妈分娩时不要因为疼痛就大喊大叫，因为往往随着喊叫会吞入大量气体，引起肠管胀气，以至不能正常进食，随之脱水、呕吐、排尿困难等接踵而来。又由于腹胀及排尿困难时有憋胀感，子宫收缩也逐渐变得不协调，有时因宫缩乏力，宫口迟迟不能开大，会导致产程停滞。还有可能使宫颈因压迫时间过长而发生水肿。有时即使宫口开全，进入第 2 产程，孕妈妈也因全身力气均已消耗殆尽，不能有足够的力量来增加腹压以娩出胎儿。因此，孕妈妈切忌大喊大叫耗费体力。

用拉梅兹呼吸法缓解疼痛

拉梅兹分娩呼吸法，也称为心理预防式的分娩准备法。这种分娩呼吸方法，可有效地让孕妈妈在分娩时将注意力集中在对自己的呼吸控制上，从而转移疼痛，适度放松肌肉，促进顺产。

第 1 步——胸部呼吸：在宫颈口刚刚打开时，孕妈妈感到阵痛初次来袭时，先放松身体，用鼻子深深地吸一口气，尽量挺起胸部，好像把这口气暂时储存在胸部一样，然后用嘴吐出这口气。

第 2 步——"嘻嘻"式浅呼吸：当宫颈口开到 3~7 厘米时，阵痛几乎每三四分钟一次，而且疼痛的程度加深。这时候，用嘴吸一小口气，暂时储存在喉咙，然后轻轻用嘴呼出，就像欢快地笑着，发出"嘻嘻"的声音似的。

第 3 步——喘息呼吸：当宫颈口几乎完全打开时，阵痛每隔 1 分钟左右 1 次。这时候，孕妈妈先深深地呼气，然后深吸气，接着迅速连做 4~6 次浅呼气。

第 4 步——哈气：强烈的疼痛感几乎让孕妈妈难以忍受，不要喊叫，先深吸气，然后快速有力地连吐 4 口气，接着使劲吐出所有的气。

第 5 步——推气：胎宝宝正在努力向宫颈口移动时，孕妈妈要用力把肺部的气向腹部下压，呼气要迅速，接着继续吸满满一口气，努力将气向腹部下压，直到分娩结束。

正确用力促分娩

分娩时，孕妈妈应听从医生、护士的指导，在宫缩时大口吸气，全身放松，若此时子宫口开全，吸气后可在助产士的指导下伴随宫缩用力。

出现宫缩间歇时，孕妈妈应安静休息，恢复体力。当胎头下降到很低，且宫口全开时，腹部要用力；如果此时宫口未全开，即使感觉到剧烈的下坠感，也不要用力，以免造成分娩后期乏力。

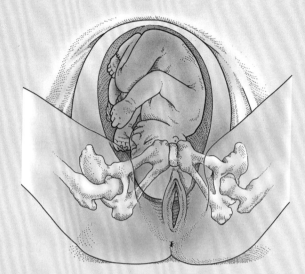

积极配合医生，胎宝宝才能顺利娩出。

 # 只有医生知道

很多孕妈妈不仅有对分娩疼痛、过程的担心，还有很大部分是来自于分娩时"害羞"的心理。对大多数孕妈妈来说，赤裸下身躺在产床上，分开两腿就会不自觉地觉得尴尬或害羞，紧张的情绪很容易让孕妈妈浪费过多体力，导致产力不足。其实，在产房里没有什么可尴尬的，专业的医生注重的是医学技术，而且已经习惯了。孕妈妈应将注意力放在宝宝顺利出生上，不要因为过度在意浪费精力和体力。

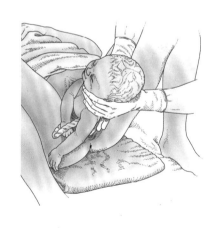

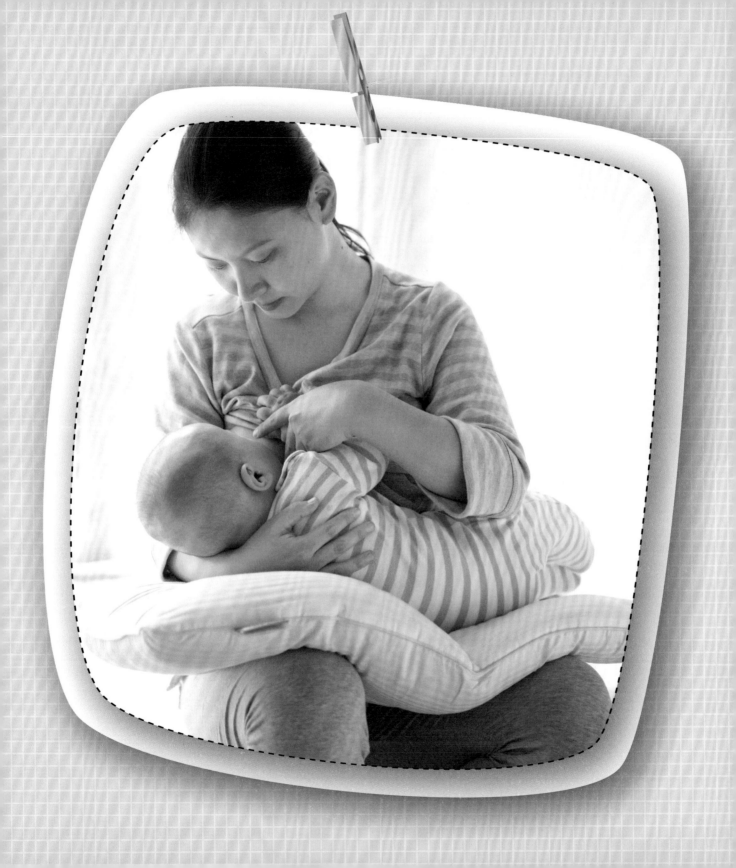

Part2
分娩和坐月子

分娩是女人人生中难忘的时刻，它不仅仅是结束了妈妈艰辛的孕10月，更是迎来了新的生命，这个需要用心去呵护和照顾的小天使。宝宝降临后，家人可能会更多地关注小宝宝，而忽略了新妈妈。坐月子是新妈妈恢复体力、改善体质的好时机，做好产后护理，吃好养好，对新妈妈来说至关重要。

安心分娩

　　十月怀胎，一朝分娩，经历了 10 个月的孕育时光，宝宝即将降临人世，孕妈妈是不是非常高兴呢，这时，孕妈准爸要做好分娩前的准备工作，多了解分娩时的注意要点，让分娩更顺利。

分娩事先了解

▶ 临产症状

出现腹壁发紧、见红、规律阵痛现象后，就要为分娩做准备了。一般见红后两三天、规律阵痛后 24 小时左右，孕妈妈就能见到宝宝了。

▶ 待产时做什么

在感觉到临产症状后，不用立刻去医院，在家人的陪伴下洗个澡，吃点易消化的食物。到医院待产后，可以在家人的陪伴下，走走楼梯，缓解阵痛。

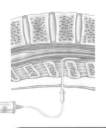

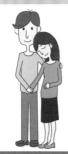
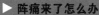

◀ 分娩方式

现在分娩方式大致可以分为顺产、剖宫产、无痛分娩和水中分娩 4 类，各有各的好处，顺产是较为自然、经济、安全的方式，能够顺产的孕妈妈最好还是选择顺产。

◀ 分娩前后饮食

剖宫产妈妈手术前一天就要禁食，顺产妈妈可以适当吃一些易消化的食物。产后的顺产妈妈可吃流质或半流质食物，剖宫产妈妈要先排气再吃。

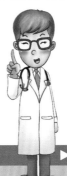

▶ 阵痛来了怎么办

阵痛的时候，孕妈妈可以来回走动缓解阵痛感，准爸爸在旁的鼓励与赞美也是安抚孕妈妈的好方法。

▶ 配合医生用力

孕妈妈要配合医生的指挥用力，别大喊大叫浪费力气，那样只会让顺利分娩更难，无痛分娩的孕妈妈同样要根据医生的指导用力。

分娩前 做好准备进产房

孕妈妈，越临近生产是不是越来越紧张了呢？不用太担心，做好饮食准备，调整好心情，以最佳状态进产房。

营养：吃些助产食物

临近预产期的一段时间，孕妈妈宜选择食用一些热量高、有营养的助产食物。

鸡蛋

在临近预产期的一段日子里，适量补充一些鸡蛋，对于孕妈妈身体的能量储备是非常有益的。

巧克力

在待产过程中，孕妈妈能摄入的食物非常有限，作为能量补充，巧克力无疑是很好的选择。另外，巧克力还能增加愉悦感、缓解紧张感，是受欢迎的助产食物。

牛奶

孕妈妈在临产期会出很多汗，损失大量水分和矿物质，不少人觉得此时喝点运动型饮料很有益，其实，此时孕妈妈最好的饮品是牛奶。比起运动型饮料，牛奶含有更多的乳糖、蛋白质、脂肪，能量供给更充足。

生活：小运动帮你缓解阵痛

从阵痛开始到正式分娩，一般需经历好几个小时，孕妈妈不要一味地坐等一波又一波阵痛的来临，而是要让自己的身体动起来，以缓解阵痛。

来回走动

在阵痛刚开始还不是很剧烈的时候，孕妈妈可以下床走动，一边走一边匀速呼吸。

和准爸爸拥抱

双膝跪地，坐在自己脚上，双手抱住准爸爸，可放松心情。

抱住椅背坐

像骑马一样坐在有靠背的椅子上，双腿分开，双手抱住椅背。

扭腰

两脚分开，与肩同宽，深呼吸，闭上眼睛，同时前后左右大幅度地慢慢扭腰。

盘腿坐

盘腿坐，两脚相对，双手放在肚子或膝盖上，这不仅可以缓解阵痛，还有助于孕妈妈打开骨关节，顺利分娩。

巧克力是"助产大力士"。

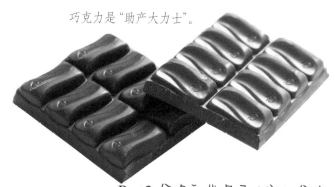

专家说：做好充分的产前准备

宝宝就要降临了，全家都在惴惴不安地等待着，孕妈妈此时需要做的就是尽量休息、保存体力。准爸爸也要做好最后的准备工作，再次确认待产包、去医院的路线等相关事宜。

找准时间再去医院

太早、太晚到医院待产并不好，太早到医院待产，孕妈妈得不到很好的休息，容易造成产前身心疲惫，太晚总会有些手忙脚乱。因此，要选好去医院待产的时机。

孕妈妈在分娩前24~48小时会经阴道排出少量血液黏液，即为"见红"，见红后不久会出现宫缩。当孕妈妈感觉到宫缩，并确定阵痛开始时，就可以准备去医院了。如果发现阴道有透明或淡黄色的水流出，这说明你已经"破水"了，这时，不管是否到了预产期，是否有宫缩，都应及时去医院。

分娩前保证充足的休息

与其在忐忑和焦虑中等待分娩的到来，孕妈妈不如在分娩前做些身体准备。

1. 保持充足的睡眠，以保证分娩时体力充沛。

2. 临近预产期的孕妈妈应尽量不要外出或旅行，但也不要整天卧床休息，做一些轻微的、力所能及的运动还是有好处的。

3. 由于孕妈妈产后不能马上洗澡，因此住院之前应洗一次澡，以保持身体的清洁。如果是到公共浴室去，必须有人陪伴，以免发生意外。

分娩前散步是最好的放松方式

在分娩之前，最好的运动方式就是在准爸爸的陪同下多散步。在散步的同时，孕妈妈稍稍调整一下自己的步伐，还可以达到减压的效果。

首先要以放松短小的步伐向前迈，一定要以一个感觉舒适的调子进行，手臂自然放在身体两侧。同时，散步时还可练习分娩时的呼吸方法。如果走得累了就马上坐下来休息，不要让身体过于劳累。请准爸爸帮忙带上水或果汁，以便孕妈妈随时为身体补水。

走楼梯可以锻炼下肢力量及盆底肌肉，还能使韧带舒展，但不主张一次爬楼梯超过6层。

预先学习顺产省力方法

要将力气集中在产道或阴道。背部紧紧贴在床上，收下颌，看着自己的肚脐，身体不要向后仰，否则会使不上劲。尽量分开双膝。脚掌稳稳地踩在脚踏板上，脚后跟用力。紧紧抓住产床的把手，像摇船桨一样，朝自己这边提。不要因为有排便感而觉得不好意思，只有尽可能地配合医生的要求，大胆用力才能达到最佳效果。

💊 只有医生知道

　　分娩前要平静心情，避免过度紧张。分娩本身就会消耗身体巨大的能量，如果孕妈妈心情紧张，可能会使得身体能量消耗得更快。

　　孕妈妈可引导自己转移注意力，多想一些高兴的事情，多了解与分娩有关的知识。如果有担心的事情，可以向身边的医生、护士或助产士咨询。亲人特别是准爸爸也应该给予孕妈妈足够的关心和爱，不要给孕妈妈压力，以免影响顺利分娩。

　　其实很多孕妈妈的紧张感和对分娩的恐惧感来自于夸大其词的传闻。分娩是产道被撑开而让胎宝宝通过，所以痛是不可避免的，但绝对是在人的可忍受范围内的。过度紧张不仅会让疼痛感加重，也会影响顺利分娩。因为精神极度紧张，心理负担重，肌肉就会绷得很紧，产道不容易撑开，胎宝宝不能顺利出来，容易造成难产，严重者会出现产后大出血。

　　孕妈妈要知道，怀孕不是生病，分娩也不是极度痛苦的事，只要有良好的心理准备，都能平安度过这一关。

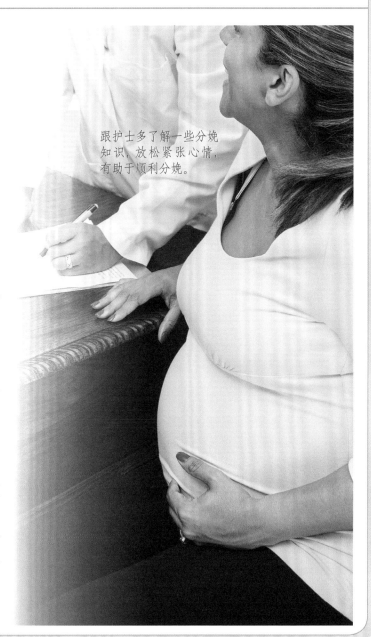

跟护士多了解一些分娩知识，放松紧张心情，有助于顺利分娩。

分娩当天 为顺产加油

分娩的那一天，孕妈妈要将精力都放在分娩上，在生产过程中配合医生完成伴随着疼痛及喜悦的分娩，相信自己能够顺利分娩，准爸爸也要注意给孕妈妈吃些助产食物，补充能量。

营养：别不吃饭，也别暴饮暴食

分娩时需要消耗孕妈妈大量的体力及精力，如果不能及时补充能量，孕妈妈容易出现产力不足导致的难产情况，因此孕妈妈可别因为宫缩疼痛而不吃饭，但是也不能暴饮暴食。孕妈妈暴饮暴食，过量补充营养，会加重肠胃的负担，造成腹胀；还会使胎宝宝过大，造成难产。孕妈妈产前可以吃一些少而精的食物，诸如鸡蛋、牛奶、瘦肉、鱼虾和豆制品等，防止胃肠道过度充盈或胀气，以便顺利分娩。

生活：拒绝心理难产

"抽个血都吓得要死，我可生不了孩子，还是剖吧！"

"我怀孕的时候都没运动过，肯定难产，我肯定生不下来啊！"

……

不少年轻孕妈妈产力不错，胎位、产道正常，胎宝宝大小也适中，却因心理压力过大导致难产。尽管助产设备、医生的水平都比以前有所提高，可孕妈妈却因为怕疼而非常紧张，甚至担心得睡不着觉。

明明生育是女性与生俱来的能力，为什么现在的女性都说自己生不了孩子呢？究其原因，是害怕，还没生就打退堂鼓。分娩是自然赋予女性的本能，不需要额外担心。分娩前要多与有经验的亲友交流，多听听她们真实的经历，也可以从网上、书籍上了解一下宫口打开情况及分娩过程，可减轻压力。

孕妈妈在产前过于恐惧，会使身体产生过多的应激激素，这样一来，疼痛就会增加，产程也会拖更久，对分娩会有不利的影响，甚至会造成难产。焦虑会造成大脑皮质功能紊乱，使得子宫收缩不协调、宫口不开、产程延长等。因此，孕妈妈必须保持良好的情绪，为分娩做好充分的心理准备。

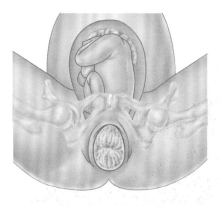

阴道开口，出现胎头。

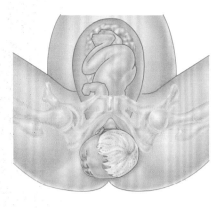

胎头显露。

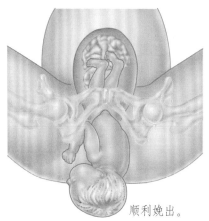

顺利娩出。

专家说：顺产三个产程如何配合医生

孕妈妈分娩时积极和医生配合，不但能保障母婴平安，还能缩短分娩时间。与其到了临盆时再开始学习，不如现在就好好准备一番。

第一产程的配合

在此阶段，宫口未开全，过早用力反而会使宫口肿胀、发紧，不易张开。此时孕妈妈应做到以下几点。

思想放松：做深慢、均匀的腹式呼吸，即每次宫缩时深吸气，同时逐渐鼓高腹部，呼气时缓缓下降，可以减少痛苦。

注意休息，适当活动：利用宫缩间隙休息，切忌烦躁不安而消耗精力。如果胎膜未破，可以下床活动，适当活动有利于胎头下降。

采取最佳体位：除非是医生认为一定不要采取特定的体位。只要能使你感觉减轻阵痛，就是最佳体位。

趁机补充营养和水分：尽量吃些高热量的食物，如粥、牛奶、鸡蛋等，多饮汤水以保证有足够的精力来承担分娩重任。

勤排小便：膨胀的膀胱有碍胎先露下降和子宫收缩，应在保证充足水分摄入的前提下，每2~4小时主动排尿1次。

第二产程的配合

第二产程时间最短。宫口开全后，孕妈妈要注意随着宫缩用力，当宫缩时，两手紧握床旁把手，先吸一口气憋住，接着向下用力。宫缩间隙要休息，喝点水，准备下次用力。当胎头即将娩出时，要密切配合接生人员，不要再用力，避免造成会阴严重裂伤。

第三产程的配合

在第三产程，要保持情绪平稳。分娩结束后2小时内，应卧床休息，进食半流质食物补充消耗的能量。产后如果感觉肛门坠胀，有排大便之感或头晕、眼花或胸闷等症状，要及时告诉医生，以便医生及早发现异常并给予处理。

坐个好月子

在坐月子时，只要拥有自信、平和的心境，采取科学的方法，从身体恢复到瘦身、养颜，都不会成为困扰新妈妈的问题。从分娩后的第1周开始，让我们一起开启一个舒心、顺心的月子之旅吧！

产后天天好护理

▶ **第1~2天**（第1周第1~2天）

分娩后要静养

刚经历过分娩，新妈妈要好好修养，尤其是刚刚分娩后的一两天，尽量在相对安静的环境下休息，所有与亲人联系的事情都可以交给新爸爸去做。

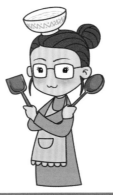

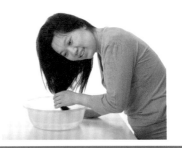

◀ **第17~21天**（第3周第3~7天）

根据情况催乳

新妈妈根据自身泌乳和宝宝吃奶情况，可以通过饮食及乳房按摩的方式适当进行催乳，但应注意催乳饮食别太油腻，否则反而容易诱发乳腺炎。

◀ **第15~16天**（第3周第1~2天）

也要洗头

并不是说月子期间不能洗头，不洗头反而会使头皮毛囊被污垢堵住，新妈妈只要做好防护工作，避免着凉、水温适宜，新妈妈是可以洗头的。

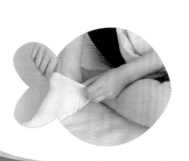

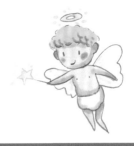

▶ **第22~24天**（第4周第1~3天）

夏天别贪凉

月子期间，新妈妈的身体很娇弱，在养护期间很怕受风、受凉，新妈妈在夏天也别贪凉，坚持穿袜子，别睡麻将席。

▶ **第25~28天**（第4周第4~7天）

阴道侧切基本好了

顺产妈妈阴道内的侧切伤口基本好了，已经没有明显的痛感了，剖宫产妈妈的伤口还未完全愈合，需要注意别磕碰到。

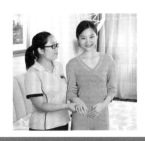
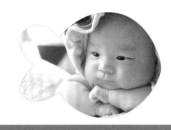

▶ **第 3~4 天**（第 1 周第 3~4 天）

下床活动一下

产后第 1 周要好好休养，但并不代表新妈妈要一直卧床，新妈妈可在亲人的陪伴下，适当下床活动一下。

▶ **第 5~7 天**（第 1 周第 5~7 天）

准备出院了

新妈妈和宝宝很健康的话，这几天就可以办理出院手续了，要注意的是，出院时要给新妈妈和胎宝宝准备好保暖又方便的衣服。

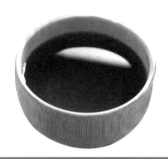

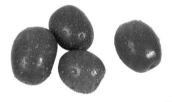

◀ **第 11~14 天**（第 2 周第 4~7 天）

红糖水别再喝了

在排完颜色鲜红的血性恶露之后，新妈妈就别再喝红糖水补血了，如果此时新妈妈仍在大量喝红糖水会加重失血。

◀ **第 8~10 天**（第 2 周第 1~3 天）

要开始补血了

经过产后 1 周的调养，孕妈妈的身体有所恢复，这时候要注重吃些补铁、补血的食物，如猪肝、红枣等。

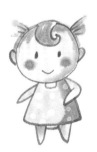

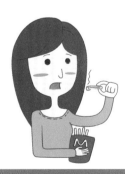

▶ **第 29~35 天**（第 5 周第 1~7 天）

肠胃功能基本恢复

新妈妈的肠胃功能基本恢复正常了，但是也不要吃高油脂的食物，以免新妈妈长胖或患上乳腺炎。

▶ **第 36~42 天**（第 6 周第 1~7 天）

要做好体重管理

产后 6 个月开始着手减肥更合适，在月子期间，新妈妈不要盲目减肥，而应是控制饮食、增强代谢，避免体重快速上升或下降，为减肥做准备。

产后第 1 周 新妈妈的恢复很重要

坐月子是新妈妈恢复体力，改善体质的好时机，做好产后护理，吃好养好，对新妈妈来说至关重要。新妈妈可千万别忽略了自己，从饮食、护理两方面都要多加注意。

营养：保护肠胃，清淡饮食

本周新妈妈身体虚弱、胃口很差，饮食的重点在于开胃，不应急于滋补。胃口好了，吸收自然好，新妈妈才能更快地恢复。

宜以开胃为主

产后第 1 周，新妈妈会感觉身体虚弱、胃口较差，因为新妈妈的肠胃功能还没有复原，所以，进补不是本周的主要目的，而是要吃易于消化、吸收的食物，以利于胃肠的恢复。比如清淡的鱼汤、鸡汤、蛋花汤等，主食可以吃些馒头、龙须面、米饭等。另外，时令蔬菜和苹果、香蕉等也可提升新妈妈的食欲。

宜食用稀软、易消化的食物

产后，新妈妈要及时调理饮食，加强营养，原则是选择富有营养、易消化的食物。在产后第 1 天，饮食要以稀软、易消化的食物为宜。新妈妈产后第 1 餐应以温热、易消化的半流质食物为宜，如藕粉、蒸鸡蛋、蛋花汤等。第 2 餐可基本恢复正常，但由于产后疲劳、肠胃功能差，仍应以清淡、稀软、易消化食物为宜，如：小米粥、蒸（或煮）鸡蛋、煮烂的肉菜等。

别急着第 1 天就喝下奶汤

母乳是新妈妈给宝宝最好的礼物。为了尽快下乳，许多新妈妈产后第一天就开始喝催乳汤。但是，过早喝催乳汤，乳汁下来过快过多，新生儿又吃不了那么多，容易造成浪费，还会使新妈妈乳腺管堵塞而出现乳房胀痛。

若喝催乳汤过迟，乳汁下来过慢过少，也会使新妈妈因无奶而心情紧张，泌乳量会进一步减少，形成恶性循环。一般在产后第 3 周再给新妈妈喝鲤鱼汤、猪蹄汤等下乳的食物为好。

不要急于吃老母鸡

炖上一锅鲜美的老母鸡汤，是很多家庭给新妈妈准备的滋补品。其实，产后哺乳的新妈妈不宜立即吃老母鸡。因为老母鸡肉中含有一定量的雌激素，产后马上吃老母鸡，就会使新妈妈血液中雌激素的含量增加，抑制催乳素发挥作用，从而导致新妈妈乳汁不足，甚至回奶。此时最好是选择用公鸡炖汤。

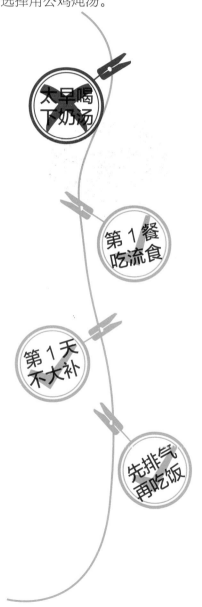

太早喝下奶汤

第 1 餐吃流食

第 1 天不大补

先排气再吃饭

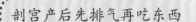

剖宫产后先排气再吃东西

　　选择剖宫产的妈妈在术后6小时内应当禁食，因为手术容易使肠受刺激导致肠道功能受到抑制，肠蠕动减慢，肠腔内有积气，因此，术后会有腹胀感。手术6小时后可饮用些排气类的汤，如萝卜汤、冬瓜汤等，以增强肠蠕动，促进排气。

　　新妈妈排气后，饮食可由流质改为半流质，食物宜富有营养且容易消化。可以选择鸡蛋汤、粥、面条等，然后依新妈妈的体质，再将饮食逐渐恢复到正常。

清淡的鸡蛋汤适合作为新妈妈产后第一餐。

生活：多休息，适度活动

新妈妈刚生完宝宝身体虚弱，需要充分地调养才能复原，所以，新妈妈要注意休息，但完全卧床休息1个月、不活动对新妈妈也不利。坐月子期间既不能卧床不动，也不宜过早、过量活动，要劳逸结合，适度锻炼，一旦觉得稍累就应躺下休息。

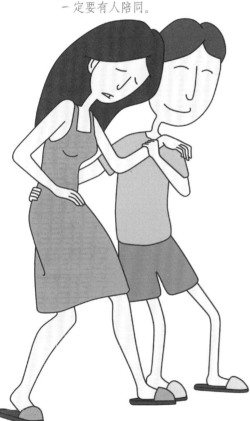

新妈妈第1次下床一定要有人陪同。

分娩后，一定要休息

分娩后新妈妈身体非常虚弱，头晕乏力，走路打晃，说话无力，全身都是虚汗，此时新妈妈最需要的就是多休息，即便睡不着也要闭目养神。有些新妈妈生产后会立即发大量报喜的短信、微信，接听很多祝福的电话，殊不知，此时说话最伤神、伤气，这些事情完全可以延后再做或者交由新爸爸处理。

休息不是一直卧床

分娩时新妈妈因消耗了大量体力感到非常疲劳，需要好好休息，但长期卧床不活动也有很多坏处。而且适度下床活动可以促进宫内积血排出，减少感染的发生，还可促进肠蠕动、早排气、防止肠粘连，这对剖宫产的新妈妈是很重要的。另外，早下床活动还有利于防止便秘、尿潴留的发生，还能预防痔疮。

一般来说，顺产的新妈妈，在产后6~8小时就可以第1次下床活动，每次5~10分钟。如果新妈妈会阴撕裂、侧切，也应坚持产后6~8小时第1次下床活动或排尿，但是要注意行走速度要慢、要轻柔，避免动作太激烈将缝合的伤口拉开。

防止下床晕眩

顺产的新妈妈在分娩时可能因用力伤气和失血过多，使血液不能送达脑部而感到头晕目眩，有时还会伴有食欲不振、恶心、发冷、头痛等症状。一般在产后几天内，随着气血逐渐恢复会慢慢好转，不过有时也会持续一段时间。但开始几天家人一定要多加护理：

1. 新妈妈第1次下床，应有家属或护理人员陪伴协助，下床前先在床头坐5分钟，确定没有不适感再起身。

2. 下床排便前，要先吃点东西才能恢复体力，以免昏倒在厕所。上厕所的时间如果较久，起身动作要慢，不要突然站起来。

3. 如果新妈妈有头晕现象，要让她立刻坐下来，把头向前放低，给新妈妈喝点热水，观察她的脸色，等到血色恢复了，再移回到床上。

4. 家人注意给新妈妈调理饮食，可尝试用黄芪炖羊肉调理，取羊肉400克洗净切片，黄芪35克、当归20克、红枣10个、生姜1块，用小火炖烂，吃肉喝汤。

产后不宜马上熟睡

经历难忘的分娩后，看到可爱的宝宝，不少新妈妈都会感到非常满足，就像完成了一项重要的使命，与此同时，强烈的疲劳感袭来，真想痛痛快快地睡一觉。但是专家和医生建议，产后不宜立即熟睡，应当取半坐卧位闭目养神。其目的在于消除疲劳、安定神志、缓解紧张情绪等，半坐卧还能使气血下行，有利于恶露的排出。

新妈妈在半坐卧闭目养神的同时，用手掌从上腹部向脐部按揉，在脐部停留，旋转按揉片刻，再按揉小腹，可有利于恶露下行，避免或减轻产后腹痛和产后出血情况，帮助子宫尽快恢复。闭目数小时后新妈妈就可以美美地睡上一觉了。

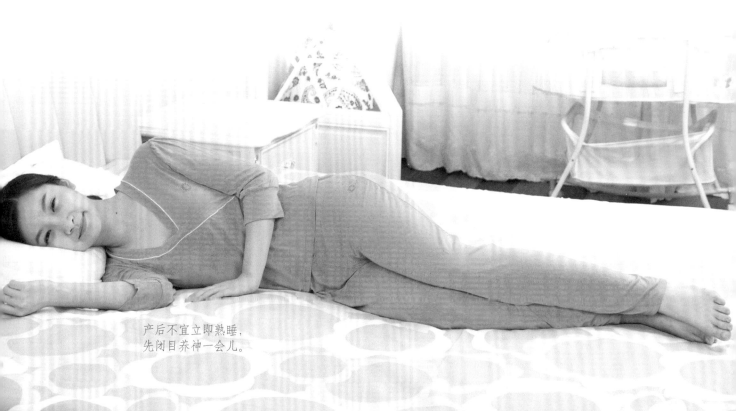

产后不宜立即熟睡，
先闭目养神一会儿。

宝宝：认识新生儿

在众人的期待之中，一个湿漉漉、光溜溜的小天使降临到人间，他那一声响彻云霄的嘹亮哭声，像是在告诉父母和亲人们"你们等很久了吧！快欢迎我吧"，也像是在说"赶紧好好看看我，认识认识你们的宝宝吧"。

新生儿的体格标准

项目	出生时	满月时
体重	2.5~4 千克	男婴约 5.03 千克　女婴约 4.68 千克
身长	47~53 厘米	男婴约 57.06 厘米　女婴约 56.17 厘米
头围	33~34 厘米	男婴约 38.43 厘米　女婴约 37.56 厘米
胸围	约 32 厘米	男婴约 37.88 厘米　女婴约 37.12 厘米

新生儿的哭声

出生后的第 1 声啼哭，告诉新爸妈他来了，在之后的日子里，无论是饿了、热了、冷了、还是尿湿了、不舒服、生病了、寂寞了，都会用哭声来表达，新爸妈要认真去解读宝宝的哭声。

新生儿的头和囟门

新生儿头比较大，头发多少不一定。头部奇怪的形状，通常是由于分娩过程中的压迫造成的，一两周后头部的形状就会变得正常了。

新生儿的头上有两个软软的部位，会随着呼吸一起一伏，这就是囟门，是新生宝宝最娇嫩的地方。后部的囟门在 6~8 周完全闭合，而前囟门也会在 1 岁左右闭合。

新生儿的皮肤

新生儿的皮肤细嫩而有弹性，呈粉红，外覆有一层奶油样的胎脂。在鼻尖、两鼻翼和鼻与颊之间，常有因皮脂增积而形成的黄白色小点。胎毛于出生时已大部分脱落，但在面部、肩上、背上及骶尾骨部可能仍留有较少的胎毛。

新生儿的脐带

脐带曾是胎儿与母亲相互"沟通"的要道，在胎儿出生后，医生会将这条脐带结扎，新生儿将与母体脱离关系，成为一个独立的人。但是残留在新生儿身体上的脐带残端，在未愈合脱落前，对新生儿来说十分重要，一定要护理好。

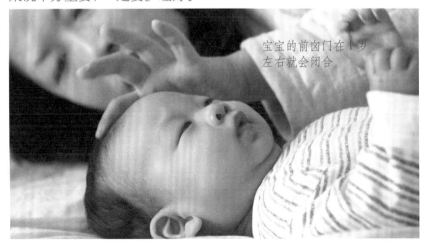

宝宝的前囟门在 1 岁左右就会闭合。

新生儿的大小便

新生儿出生后 12 小时左右开始排胎便，呈墨绿色或黑色黏稠状，此时的胎便是由脱落的肠黏膜上皮细胞，咽下的羊水、胎毛和红细胞中血红蛋白的分解产物胆绿素等物质构成。约 48 小时后，变为混着胎便的乳便，这叫过渡便。

新生儿的小便出现茶色结晶物也是正常的，待肝脏充分发挥功能后，这些症状会自然消除。

新生儿的睡眠

睡眠是新生儿生活中最重要的一部分，平均每天有 18~22 个小时的睡眠时间，只有饿了，想吃奶时才会醒过来哭闹一会儿，吃饱后又会安然地睡着，但有时处于深度睡眠，有时处于浅度睡眠，有时也会处于瞌睡状态。

瞌睡状态通常发生于刚醒后或入睡前。眼半睁半闭，眼睑出现闪动，眼闭合前眼球可能向上滚动。目光呆滞，反应迟钝，有时微笑、皱眉或撅起嘴唇。常伴有轻度惊跳。当小婴儿处于这种睡眠状态时，要让他安静地睡觉，不要因为他的一些小动作、小表情而误以为"婴儿醒了""需要喂奶了"而去打扰他。

新生儿的视听和嗅觉

嗅觉：对母乳的香气感受灵敏，并显示出喜爱。

视觉：睡醒时会慢慢睁开双眼，漫无目的地环视周围。能看见离眼 20~30 厘米远的鲜艳物体。眼睛在有物品靠近时会眨眼。

听觉：醒着时，近旁 10~15 厘米处发出响声，可使其四肢躯体活动突然停止，似是在注意聆听声音。

新生儿的先天反射

在新生儿时期，小宝宝会有许多特殊反射，它是大脑皮层未发育成熟的暂时性表现，随着年龄的增长会逐渐消失。新生儿的特殊反射主要有觅食反射、吸吮反射、握持反射、拥抱反射、踏步反射、自我保护反射等先天反射本领。

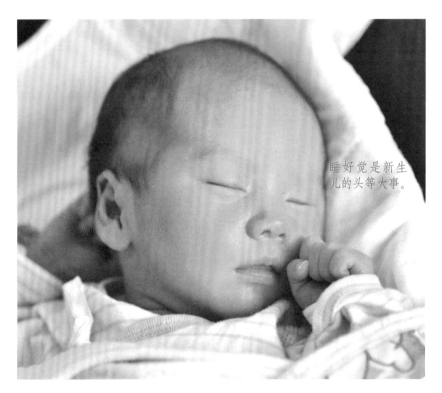

睡好觉是新生儿的头等大事。

专家说：产后初期需特别注意

经历了疼痛、紧张的分娩，新妈妈终于见到了宝宝，此时不要太过兴奋，别忘记自己也需要周全而细致的照顾，产后初期更是重中之重，那么要如何护理呢？

分娩过后最需要的就是安静

当宝宝平安降生后，新妈妈最想要的就是一个安静的环境闭目养神，等宝宝洗干净收拾妥当，还要给宝宝进行第 1 次哺乳。如果周围人来人往，声音嘈杂，新妈妈会觉得心烦意乱，虚弱的身体得不到充分休息，势必会影响身心的进一步调养和恢复。

剖宫产术后 6 小时内应禁食

剖宫产手术，由于肠管受到刺激而使肠道功能受抑制，肠蠕动减慢，肠腔内有积气，术后易有腹胀感。剖宫产术后 6 小时内应禁食，待术后 6 小时后，可以喝一点白开水，刺激肠管蠕动，等到排气后，才可进食。刚开始进食的时候，应选择流质食物，然后由软质食物向固体食物渐进。

及时开奶

分娩后半小时就可以让婴儿吸吮乳头，可尽早建立催乳和排乳反射，促进乳汁分泌。同时，还有利于子宫收缩。哺乳时间以 5~10 分钟为宜。产后第 1 天，新妈妈身体虚弱、伤口疼痛，可选用侧卧位喂奶。每次哺乳后应将新生儿抱起轻拍几下，以防吐奶。

勤喝水，早排便

新妈妈除应在产后 24 小时内及时排小便外，还要在产后及时排大便。由于分娩过程中盆底肌肉的极度牵拉和扩张并充血、水肿，以及第二产程中腹肌疲劳，在短时间内其不能恢复弹性，加之产程中过度屏气、水电解质紊乱等原因，易导致肠蠕动减慢，产后排便功能减弱。顺产新妈妈通常于产后一两天恢复排便功能。

出汗排毒一身轻松

新妈妈分娩后一般都会大量出汗，这种情况大概会持续 2 周左右，产后出汗属于排毒的一种，不必太担心，这是正常的。大量出汗与孕期血容量增加、分娩时消耗大量体力有关。而且，孕晚期有水肿的新妈妈，还可以通过出汗来让身体消肿。

新妈妈大量出汗，需要适当饮水，以补充体液，还要注意皮肤清洁。穿衣服要适当，如果穿得太厚，会妨碍汗液的排出，穿得太少又容易感冒，因此，应该与平时相似，不感觉寒冷或闷热即可。还要保持室内空气流通、室温适当，但要注意避免直吹新妈妈和宝宝。

如果产后新妈妈没有出汗，还需要通过喝热水、热汤的方法来促使新妈妈出汗排毒。

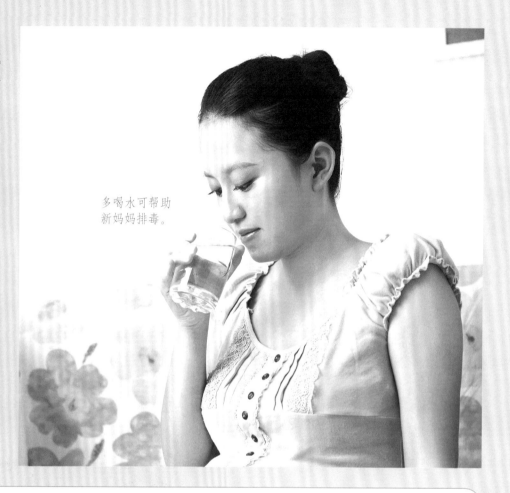

多喝水可帮助新妈妈排毒。

只有医生知道

预防产后出血是产后第 1 天最需要注意的问题，所以不管再疲乏、再虚弱，观察自己的出血量是最重要的功课，尤其是负责护理的家人。新妈妈在分娩后两小时内最容易发生产后出血，产后 2 小时出血 400 毫升，24 小时内出血 500 毫升都可诊断为产后出血。

新妈妈出血过多可导致休克、弥漫性血管内凝血等危急情况。因此分娩后仍需在产房内观察。此时要注意，子宫收缩乏力也会引起产后出血。一旦阴道有较多出血，应通知医生，查明原因，及时处理。

产后第 2 周 爱宝宝也要爱自己

新妈妈现在有精力照顾宝宝了，看着他一天一个样子，真是幸福极了。但新妈妈身体还没有完全康复，一定要把一部分精力分配给自己，关注一下自己身体恢复情况。

营养：补血气很重要

新妈妈在经过第1周的调养，渐渐适应了产后的身体状态，体力慢慢恢复了，此时要注意补气养血、补充体力，但由于恶露还未全部排净，新妈妈仍不宜大补。

多吃些补血食物

产后第 2 周，新妈妈的身体逐渐恢复了健康，此时也是进补的最好时机，选择食补应以补血益气、恢复体力、补充精力、增强抵抗力为主，同时还要注意静养。最重要的是多吃一些补血食物，调理气血。

家人要为新妈妈准备一些补血的食物，如黑豆、紫米、红豆、猪心、红枣等。

吃些香油好处多

香油中含有丰富的不饱和脂肪酸，能够促进子宫收缩和恶露排出，帮助子宫尽快恢复，同时香油还有软便的作用，可避免产后新妈妈遭遇便秘之苦。另外，香油中含有丰富的必需氨基酸，对于气血流失的新妈妈，有很好的滋补功效。产后新妈妈经常吃点香油，还可以补充生完宝宝所流失的维生素 E 等营养素，增强身体抵抗力。

红糖水该停一停了

新妈妈在产后的 1~10 天中喝一些红糖水，能补充能量、增加血容量，有利于产后体力的恢复，但红糖水不是喝得越多越久越好。在本周末应停止喝红糖水，因为过多饮用红糖水，会增加恶露中的血量，从而引起贫血，而且会损害新妈妈的牙齿。如果是夏天喝了太多红糖水，还会导致出汗过多，加重新妈妈身体虚弱情况。

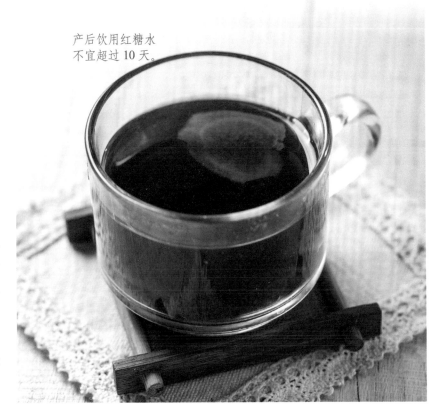

产后饮用红糖水不宜超过 10 天。

补气血小食谱

　　产后新妈妈身体虚弱，容易气虚血瘀。下面一款滋补汤品适合身体虚弱的新妈妈食用。

　　归枣牛筋花生汤（补益气血、强壮筋骨）

　　原料：牛蹄筋 100 克，花生 50 克，红枣 5 颗，当归 5 克，盐、彩椒丝、香菜叶各适量。

　　做法：①牛蹄筋去掉肉皮，在清水中浸泡 4 小时后，洗净，切成条；花生、红枣洗净，备用。②用清水把当归洗净，整个放进热水中浸泡 30 分钟，然后取出切片，切得越薄越好。③砂锅加清水，放入牛蹄筋条、花生、红枣、当归片，大火煮沸后，改用小火炖至牛蹄筋条熟烂，加盐调味，放入彩椒丝、香菜叶做点缀即可。

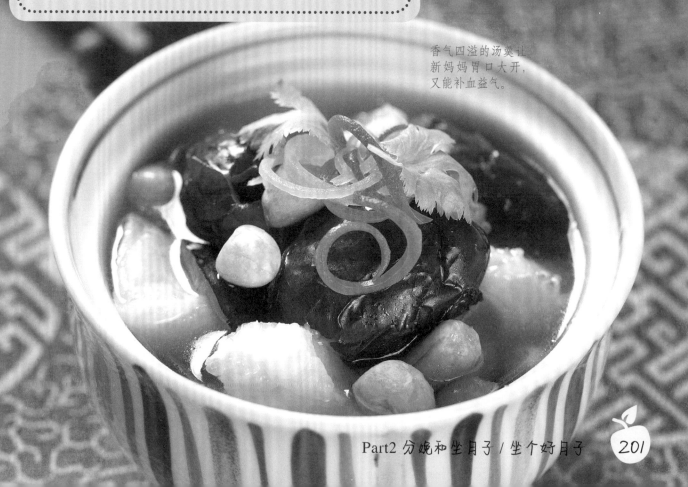

香气四溢的汤羹让新妈妈胃口大开，又能补血益气。

生活：护好宝宝的"粮袋"

乳汁是宝宝最好的"粮食"，为了心爱的宝宝，新妈妈要时刻护理好乳房，以供给宝宝源源不断的营养。

哺乳前擦洗乳房，预防感染

新妈妈哺乳前先擦洗干净乳房，最好用温热的毛巾敷乳头和乳腺 3~5 分钟，有助于促进乳汁分泌。需要注意的是，用温热的毛巾轻轻擦洗就可以，不要用湿纸巾、消毒纸巾等擦洗乳房，也不要用香皂、酒精等擦洗，尤其是乳头，否则容易影响宝宝吃奶。

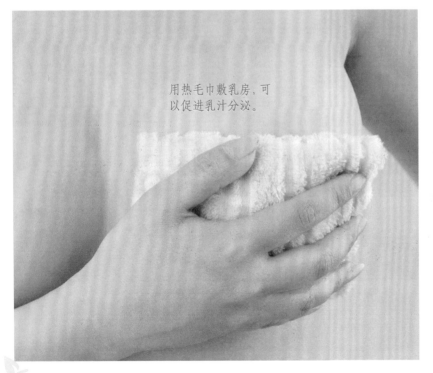

用热毛巾敷乳房，可以促进乳汁分泌。

睡觉时勿挤压乳房

新妈妈哺乳期乳房充盈、丰满，如果稍不注意，受到外力挤压，会使内部软组织受到挫伤，或使内部引起增生，而且受到外力挤压后，较易改变外部形状，使上耸的双乳下垂。睡觉时最容易发生挤压乳房的状况，因此保持正确的睡姿很重要。产后新妈妈的睡姿以仰卧为佳，不要采用俯卧睡姿，以免压迫乳房。新妈妈尽量不要长期向一个方向侧卧，要左右侧卧轮流进行，避免一侧乳房受压过久。

宝宝：正确抱宝宝

面对这个光溜溜、软乎乎的小宝贝，没有任何经验的新爸妈连抱都不会抱，更别说给宝宝换尿布、穿衣了，赶紧来学习一下吧。

宝宝，我该怎么抱你

1. 托住宝宝的头。把一只手轻轻地放到宝宝的头下，用手掌包住整个头部，注意要托住宝宝的颈部，支撑起他的头。

2. 另一只手去抱屁股。稳定住头部后，再把另一只手伸到宝宝的屁股下面，包住宝宝的整个小屁屁，力量都集中在两个手腕上。

3. 慢慢把宝宝的头支撑起来。注意，一定要托住宝宝的颈部，否则宝宝的头会往后仰，给脊椎造成伤害。新爸妈要使腰部和手部力量相配合，托起宝宝。

专家说：远离月子病

坐月子是新妈妈养身体的好机会，为了以后当个健康的好妈妈，担负起照顾宝宝的重任，一定要照顾好自己，避免月子里的不良习惯给将来埋下病根。

不要盲目地"捂月子"

婆婆和妈妈时代的人认为坐月子就需要捂，比如，不能外出，要包头巾，不能开窗，就是夏天也要穿得厚些，裹得严实些。对于这种情况，你不必照单全收。要知道，不管是哪个季节，你和宝宝都需要新鲜的空气，否则容易得感冒、患肺炎。通风可谓是一种简单、方便、有效的空气消毒方法，可以大大减少居室的病菌，因此主张把门窗关得紧紧的来"捂月子"是不科学的。但是，需要注意的是，通风时新妈妈应和宝宝换到另一个房间去，或者每次只开一扇窗户，别形成对流风，不要让风直接吹到新妈妈和宝宝。

新妈妈的居室应坚持每天开窗通风两三次，每次 20~30 分钟，这样才能减少空气中病原微生物的密度，防止感染感冒病毒。通风时新妈妈和宝宝应先暂时转移到其他房间，避免受对流风直吹而着凉。当然，如果遇到刮风或是雾霾天，就暂时不要开窗通风了。

不要碰冷水

新妈妈全身的骨骼松弛，如果冷风、冷水侵袭到骨头，很可能落下月子病。因此月子里不能碰冷水，即使在夏天，洗东西仍然要打开热水器用温水。另外，开冰箱这样的事情，也请家人代劳吧。

注意腰部保暖

新妈妈平时应注意腰部保暖，特别是天气变化时要及时添加衣服，避免受冷风吹袭而加重疼痛。新妈妈可以用旧衣物制作一个简单的护腰，最好以棉絮填充，并在腰带部位缝几排纽扣，以便随时调节松紧。护腰不要系得太松也不要系得太紧，太松会显得臃肿、碍事，也不能起到很好的防护和保暖作用；太紧会影响腰部血液循环。

避免伤心流泪

俗话说"新妈妈一滴泪比十两黄金还贵重"，所以产后对眼部的保养是非常重要的。新妈妈在月子里最好不要轻易流泪，凡事要想开点，家人也要多劝导，并给予精神上的支持和鼓励。如果产后长期流泪，坐完月子后，眼睛将变得容易酸痛。若没有好好休息与护理，眼睛的老化速度会加快，也容易引起干眼症、青光眼、白内障等眼睛疾病。

产后第 3 周 母乳是珍贵的礼物

母乳喂养是最科学的喂养方法。母乳含有新生宝宝所需的全部营养，而且含有丰富的免疫类物质，为了心爱的宝宝，新妈妈要时刻护理好乳房，以供给宝宝源源不断的营养。

营养：进补的关键期

本周是新妈妈进补的关键时期，而且从本周开始宝宝的食量增大了，新妈妈也跟着需要进补得更多了，在饮食上不仅要注意食材丰富、合理搭配，并要多吃些高蛋白质食物，母乳少的新妈妈也可以适当吃一些促进泌乳的食物了。

保持饮食多样化

新妈妈产后身体的恢复和宝宝营养的摄取均需要大量、多种营养成分，因此新妈妈一定不要偏食，不要只吃精米精面，还要搭配粗粮、杂粮，如玉米、糙米、小米、燕麦、红豆、芸豆、黑豆等。这样可以保证各种营养的摄取，对新妈妈的身体恢复很有益处。

及时补充体内水分

哺乳妈妈在生产过程中和产后都会大量排汗，还需要给宝宝哺乳，乳汁中约有 80% 的成分都是水，因此产后新妈妈需要大量的补充水分，以确保产后新妈妈身体恢复和充足泌乳。另外，喝汤是很好的补水途径，补充体内流失的水分的同时也可以补充营养。

进补别停

分娩给新妈妈的身体造成了极大的损耗，不可能在短时间内完全复原，通过前两周的饮食调养，新妈妈会明显感觉有劲儿了，但是此时仍要注意补充体力，别盲目瘦身，以避免新妈妈以后出现身体疼痛、不适等症状，新妈妈可以吃富含蛋白质的肉类、含碳水化合物的面包等食物进补。

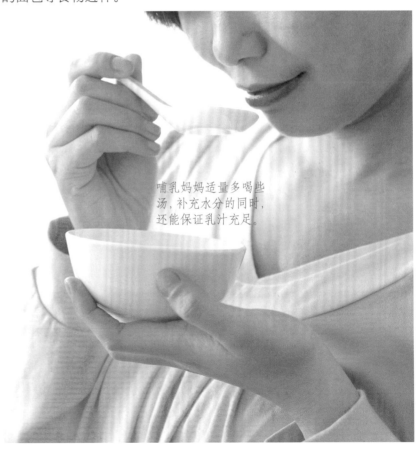

哺乳妈妈适量多喝些汤，补充水分的同时，还能保证乳汁充足。

生活：产后除妊娠纹用对方法

肚子在慢慢回缩，这让新妈妈很欣慰，仿佛看到了自己往日苗条的倩影。再试着将肚子上的一条条妊娠纹慢慢淡化掉吧，那样会更美丽。

如何选择好的祛妊娠纹产品

市场上的祛妊娠纹产品琳琅满目，新妈妈应该怎样选择呢？

1. 好的祛妊娠纹产品应该不含酒精、激素、色素、香料及铅、汞等重金属成分，并需要经严格的医学安全测试认可为孕产妇及哺乳期女性均可安全放心使用的产品。

2. 选购的祛妊娠纹产品必须符合标准。一些由矿物油加化学防腐剂、人工色素和各种香料加工而成的祛妊娠纹产品会严重损害新妈妈和宝宝的身体健康。

如何有效使用祛妊娠纹产品

1. 用量要足：很多时候，是因为孕妈妈用量不够才没达到祛纹效果。被剧烈撕扯的皮肤需要大量的润肤霜才能使皮肤保持滋润，增强弹性，否则妊娠纹不会明显淡化。

2. 坚持每天涂抹：如果用量足够，但没有长期坚持，妊娠纹

也是难以祛除的。祛除妊娠纹都要经过活化纤维细胞，让断裂的纤维组织再生这一过程，所以只有持续使用才能让妊娠纹逐渐淡化。

3. 睡前进行按摩：临睡前，仰卧在床上，将两手抹上祛妊娠纹霜，按照从上到下，从左到右的顺序慢慢按摩。刚开始时可每天做 3 次，每次按摩时间在 5~10 分钟。

良好的生活习惯有助于淡化妊娠纹

新妈妈产后无论多忙都要保证每天 8 小时以上的睡眠，以调整体内激素的分泌。而且充足的睡眠可以让新妈妈保持轻松愉悦的精神状态，有利于淡化妊娠纹。

有吸烟、饮酒嗜好的新妈妈，在坐月子时一定要像怀孕时一样克制住，少吃刺激性过强、甜腻和油炸的食物，多吃新鲜蔬菜和水果，每天保证喝 6~8 杯白开水。

保持皮肤清洁，每天洗澡。洗澡可以促进身体血液循环，有利于妊娠纹的淡化。

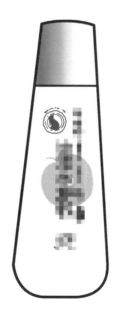
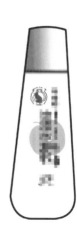

选用天然成分的祛妊娠纹产品更安全。

宝宝：给宝宝洗澡，得心应手

对新手父母来说，给新生宝宝洗澡是个大问题，这完全是个技术活。所以，在宝宝出生后，一定要把这门技术学到家。

宝宝洗澡前都需要准备什么

如果是冬天给宝宝洗澡，要开足暖气，如果是夏天，关上空调或电扇，室温控制在26~28℃为宜。准备好洗澡盆、洗脸毛巾两三条、浴巾、婴儿洗发液和要更换的衣服等。清洗洗澡盆后，先倒凉水，再倒热水，感觉水不冷不热最好。如果用水温计，水温控制在37~38℃最好。

怎么轻松给宝宝洗澡

为避免出现皮肤疾病，需经常给宝宝洗澡。可是给宝宝洗澡具体应该怎么操作，新爸妈可能还不清楚，掌握好下面的步骤，给宝宝洗澡是不是更轻松了。

1. 浴巾包裹宝宝：给宝宝脱去衣服，用浴巾包裹。宝宝仰卧，新妈妈右手肘部托住宝宝的小屁股，右手托住宝宝的头，拇指和中指分别按住宝宝的两只耳朵贴到脸上，以防进水。

2. 清洗宝宝脸部：上半身托起，先清洗脸部。用小毛巾蘸水，轻拭宝宝的脸颊，眼部由内而外擦拭，再由眉心向两侧轻擦前额。

3. 清洗宝宝头发：先用水将宝宝的头发弄湿，然后倒少量的婴儿洗发液在手心，搓出泡沫后，轻柔地在头上揉洗。

4. 清洗宝宝上身：洗净头后，再分别洗颈下、腋下、前胸、后背、双臂和手。由于这些部位十分娇嫩，清洗时注意动作要轻柔。

5. 清洗宝宝屁屁和腿脚：将宝宝倒过来，头顶贴在妈妈左胸前，用左手托住宝宝的身体，右手用浸水的毛巾先洗会阴、腹股沟及臀部，最后洗腿和脚。

6. 清洗完毕，做抚触按摩：洗完后用浴巾把水分擦干，身上涂上润肤油，然后给宝宝做抚触按摩。

怎样给新生儿洗脸

宝宝也喜欢干净，每天早上要为他洗洗脸，以保持干净清洁。洗脸前，新爸妈要将自己的手先洗干净。准备好宝宝专用的毛巾和脸盆，在盆中倒入适量温开水，然后把毛巾浸湿再拧干，摊开并卷在2个或3个手指上，轻轻给宝宝擦洗。先从眼睛开始，要从眼角内侧向外侧轻轻擦洗，眼睛分泌物较多时要擦干净。接着擦鼻子，同时清理鼻子中的分泌物。再擦洗口周、面颊、前额、耳朵，注意擦洗耳朵时不要将水弄进耳道中。最后清洗毛巾后再擦洗颈部，尤其是颌下的颈部。

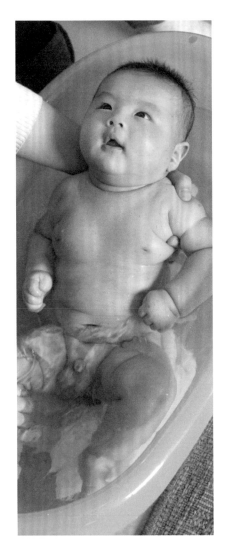

皮肤受损的宝宝慎洗澡

如果宝宝皮肤有皮炎、摔伤、烫伤等受损的情况，不宜给宝宝洗澡。这是因为受损的皮肤接触到水之后容易引起感染，加大恢复难度。宝宝太小，不知道避免伤口沾水，一不小心就有可能让受损的皮肤沾到水，造成不必要的感染，导致宝宝愈合延后，或是感染引起各种风险。因此，当宝宝的皮肤出现受损情况或是有皮肤病时，新妈妈要谨慎给宝宝洗澡，就算要洗也必须听取医生的建议。

冬季洗澡要迅速

冬季在给宝宝洗澡时，可以适当升高室内温度。洗澡时，动作要快，时间要短，水要准备多些，水温最好控制在 37~40℃，10 分钟以内洗完，迅速擦干，迅速穿衣，一般不会让宝宝感冒。宝宝洗澡需要的婴儿洗液、大毛巾、干净的衣服等，要提前放在手边。

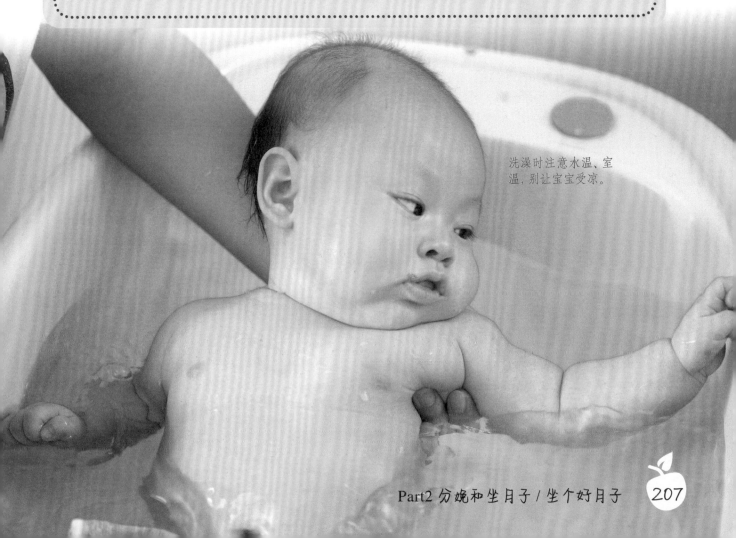

洗澡时注意水温、室温，别让宝宝受凉。

专家说：奶水不足怎么办

宝宝吃饱喝足后，进入甜美梦乡的样子，会让妈妈露出幸福的微笑。可是一旦奶水不足，情况将是一团糟，新妈妈一定要尽量避免这种情况的发生。

奶水不足的表现

1.乳房虽有乳汁排出，但每次哺乳时听不到宝宝的吞咽声。

2.喂奶前新妈妈没有乳房胀满的感觉，哺乳前后乳房变化不明显。

3.新妈妈分娩5天后乳房挤不出乳汁。

导致奶水不足的原因

产后四五天乳汁会明显增多，每昼夜可达1 000~1 500毫升，以保证宝宝成长的需要。产后新妈妈奶水不足，主要是以下几种原因造成的：

1.乳头过小、内陷、内翻、乳头皲裂会影响正常哺乳，把奶憋回去了。

2.哺乳方法不正确，未能做到早开奶，哺乳次数太少，每次喂奶未能将乳房排空。

3.怀孕前或怀孕后乳房发育受阻，有分泌功能的乳腺腺体少，脂肪和结缔组织多，影响到乳汁分泌。

4.新妈妈营养不足或休息不好，情绪低落等，都会导致奶水少。

5.长期患慢性疾病或体质较弱的新妈妈通常易出现奶水不足。

奶水不足的自我调理方法

首先保护好乳房和乳头，一旦出现异常情况，应及时就医或请专业催乳师来指导哺乳。其次，让宝宝多吸吮，以促进新妈妈脑下垂体分泌催乳激素，从而增加乳汁的分泌。另外，要注意补充营养，适当多吃些营养价值较高的食物，最好多食用富含蛋白质的食物，并增加水分的摄入。最后，新妈妈应保证充足的睡眠并学会调节情绪，保持开朗、乐观的心态，是保证哺乳期妈妈奶水充足的重要因素。

不要长期使用人工吸奶器

很多新妈妈觉得抱着宝宝喂奶比较麻烦，尤其是会阴侧切和剖宫产的新妈妈，由于行动不便，抱着宝宝喂奶感觉非常困难，于是使用人工吸奶器将母乳吸到奶瓶中来喂养宝宝。由于新妈妈在使用人工吸奶器时，一般不会像宝宝的嘴那样有耐心地慢慢吸吮，这样就容易导致奶量越来越少，也容易让新生宝宝产生乳头错觉，以后母乳喂养将会变得更加困难，不易建立亲子关系。

用催乳药膳要谨慎

有些新妈妈非常关注催乳时能不能用药膳调理，如果确实奶不太多，是可以选用一些温和的中药材来帮助催乳，不过，新妈妈要对症下药，先分清楚自己属于哪种缺乳类型，是气血虚弱型缺乳还是气血阻滞型缺乳。

气血虚弱型缺乳是指妈妈在分娩过程中出血过多，或平时身体虚弱，导致产后乳汁少或乳汁多天不下，一般可服用补血益气与通乳药材，如黄芪、党参、当归、通草等。气血阻滞型缺乳可选用行气活血药物，如王不留行。

在使用催乳药善前先去医院咨询医生自己适不适合补充药膳，以及怎么补充。

 只有医生知道

按摩催乳的原则是理气活血、舒筋通络，是一种简便、安全、有效的催乳方式。按摩之前，妈妈最好用温水热敷乳房几分钟，遇到有硬块的地方要多敷一会儿，然后再开始进行按摩。

环形按摩：双手置于乳房的上、下方，以环形方向按摩整个乳房。

指压式按摩：双手张开置于乳房两侧，由乳房向乳头慢慢挤压。

螺旋形按摩：一手托住乳房，另一手食指和中指以螺旋形向乳头方向按摩。

按摩必须注意手法和力度，手法不准确或者力度太大，都可能导致腺管堵塞加重，严重的还会引发炎症。

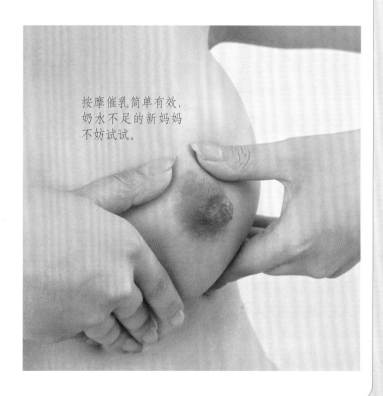

按摩催乳简单有效，奶水不足的新妈妈不妨试试。

产后第4周 仍是恢复关键期

本周仍是产后恢复的关键时期,新妈妈依然要注意自身恢复情况,在保证不影响身体健康的前提下,新妈妈可以适当做些产后恢复运动,如散步、产后恢复操等,更有利于新妈妈保持美丽。

营养:补元气怎么吃

产后第4周是恢复健康的关键时期,此时新妈妈的子宫基本复原了,但无论是否哺乳,新妈妈都要继续滋补元气,不能掉以轻心。此时饮食要以"低热量、少脂肪、高维生素"为原则,建议增加水果蔬菜的摄取量。

最宜选择应季食品

不论是哺乳妈妈还是非哺乳妈妈,都应该根据产后所处的季节,相应选取进补的食物,少吃反季节食物。比如春季可以适当吃些野菜,夏季可以多补充些水果,秋季食山药,冬季补羊肉等。

吃些健脾胃的食物

产后第4周,新妈妈可以多进食一些补充营养、恢复体力、补元气的营养菜肴,为满月后开始独立带宝宝打下基础。需要提醒的是,滋补的高汤都比较油腻,要注意肠胃的保健,不要让肠胃受到过多的刺激,否则,容易引起腹痛或者是腹泻,新妈妈可以吃些健脾胃的食物,如芝麻、牛奶、苹果、菠菜、胡萝卜、圆白菜、山药、南瓜、银耳、猪肚、草鱼等。

不宜食用易过敏食品

新妈妈产前没有吃过的食品,此时尽量不要食用,以免发生过敏现象。在食用某些食物后如发生全身发痒、心慌、气喘、腹痛、腹泻等现象,很可能是因为食物过敏引起的,应立即停止食用这些食物。食用肉类、动物肝脏、蛋类、奶类、鱼类应做熟,降低过敏风险。

> **产后阴虚多汗吃这些**
>
> 阴虚体质的新妈妈形体多瘦长,在坐月子期间怕热,常感到口干咽燥、心烦、皮肤干燥、出汗多,经常大便干结,容易烦躁和失眠。阴虚的新妈妈不宜多食热性食物,如羊肉、韭菜、辣椒、葵花子等性温燥烈之品。可以多食用黑豆、银耳、木耳、莲子、百合、桑葚、乌梅等滋阴补肾的食物。

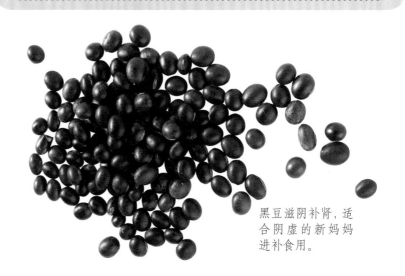

黑豆滋阴补肾,适合阴虚的新妈妈进补食用。

生活：洗个澡，干净又清爽

舒舒服服地洗个澡，新妈妈会感觉浑身轻松，睡觉也更香。但洗澡时，新妈妈要有所顾及，做好洗澡的全面准备，你才能美美地享受。

新妈妈洗澡的好处

从前人们总是说"月子里不能洗澡"，这和过去生活条件有关，那时候没有空调、热水，也没有取暖器、淋浴器，加上卫生条件也很差，那种环境下洗澡很容易着凉或感染。如今，以前洗澡所担心的问题都不存在了。而且产后洗澡还有很多好处，如可以清洁身体、消除疲劳、改善睡眠、增加食欲，还能使气色好转。

产后什么时候可以洗澡

顺产新妈妈在分娩后 2~5 天便可开始洗澡，但不应早于 24 小时。如果新妈妈身体非常虚弱，不能站立洗淋浴，可采取擦浴，待身体恢复后，再采取淋浴的方式洗澡。剖宫产的新妈妈什么时候洗澡应视伤口恢复情况而定，每次洗澡的时间不宜过长，一般 5~10 分钟即可。

产后洗澡宜用淋浴

产后 1 个月内，新妈妈洗澡只能用淋浴，千万不要洗盆浴，也不能坐浴。因为产后新妈妈的子宫腔、阴道、会阴等处都有不同程度的创面，洗澡时，寄生在皮肤或阴道的细菌和洗澡用具上的细菌，都会随着洗澡水进入产道，增加感染概率，轻则出现会阴伤口发炎、子宫内膜发炎，重则向宫旁组织、盆腔、腹腔、静脉扩散，甚至因细菌在血液内繁殖而引起败血症。

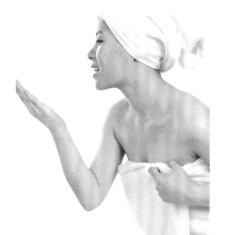

新妈妈劳累的时候洗个澡吧，让整个身心都放松下来。

月子里不洗头是不科学的

产后新妈妈新陈代谢较快，汗液增多，会使头皮及头发变得很脏，产生不良气味，所以要及时洗头，洗头时应注意以下几点：

1. 洗头时应注意清洗头皮，用手指轻轻按摩头皮。

2. 洗头的水温一定要适宜，冷暖平衡即可，最好在 37℃ 左右。

3. 产后头发较油，也容易掉发，因此不要使用太刺激的洗发用品。

4. 洗完头后，在头发未干时不要扎起头发，也不可马上睡觉，避免湿邪侵入体内，引起头痛、脖子痛。

宝宝：新生儿觉多也正常

很多新生儿除了吃奶，一整天几乎都在睡觉。这是因为睡眠是宝宝生活中最重要的一部分。可能只有饿了，想吃奶时才会醒过来哭闹一会儿，吃饱后又会安然地睡着。

宝宝睡多久才正常

睡眠是新生儿生活中最重要的一部分，宝宝基本上在吃饱奶后就会睡觉，新爸妈不要担心宝宝睡得太多不好，因为良好的睡眠有利于宝宝的生长发育。一般情况下，新生宝宝每天要睡18~22个小时。到两三个月时会缩短到16~18小时，4~9个月缩短到15~16小时。随着月龄的增长和身体的发育，宝宝玩耍的时间会慢慢加长，所以睡觉的时间也开始慢慢缩短。

跟妈妈睡还是单独睡

现代亲密育儿法提倡母婴同室。宝宝从一出生就要和妈妈待在一起，要充分进行肌肤接触。蒙台梭利的教育理念就说，童年宝宝的智慧都是通过父母对其身体的触摸获得的。所以，家人一定不要吝啬你的抚摸和拥抱。

宝宝最喜欢妈妈身上熟悉的味道，所以，妈妈也要多抚摸、拥抱宝宝。尤其是在晚上，最好跟宝宝在一个房间睡，这样方便晚上哺乳，而且如果宝宝晚上醒来，看到妈妈在身边，感受到妈妈熟悉的气息，会很快入睡。

如果给宝宝准备婴儿床，婴儿床最好离妈妈睡觉的地方近一些，因为这样能让宝宝更有安全感，睡得更香。

宝宝睡得好，有益于身体的生长发育，因此，新手爸妈要注意给宝宝提供一个安全、舒适的睡眠环境。

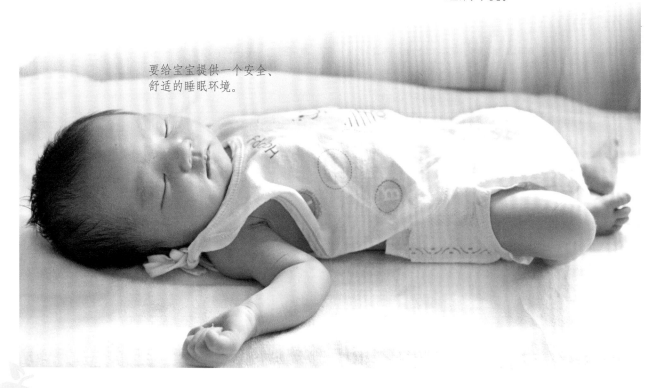

要给宝宝提供一个安全、舒适的睡眠环境。

专家说：做运动促恢复

"生命在于运动"，所以新妈妈坐月子时，不能整日卧床休息，根据自己身体的恢复情况，合理锻炼，气色将更好，精力也会更充沛。

产后运动重塑漂亮妈妈

对于女人而言，孕育新生命是一个幸福的过程，但初为人母的新妈妈，由于怀孕及分娩，腰、腹、臀的肌肉会变得松弛。因此，新妈妈必须及早进行产后运动，使相关的肌肉群恢复弹性，以利于恢复身材。此外，产后运动还能促进新妈妈身体内部器官和生殖器官的恢复，但是新妈妈产后运动最好听从医生的建议，适可而止。

产后应循序渐进做运动

产后进行适当运动可以促进血液循环，增加热量消耗，防止早衰，恢复生育前原有的女性美。但要注意时间不可过长，运动量不可过大。应根据个人的体质情况逐渐延长时间，适当加大运动量，逐步由室内走向户外。运动形式可选择散步、快步走、保健操等。动作幅度不要太大，用力不要过猛，要循序渐进，量力而行。

新妈妈运动时不可缺水

新妈妈运动时应注意补充水分，如果活动量增加，新妈妈一定要多喝水，以防脱水，尤其是哺乳妈妈，通常每天至少喝8杯水，或是低脂奶，但是含糖饮料要少喝。新妈妈运动前后30分钟都要喝1杯温开水，可补充因运动缺失的水分。

不宜进行剧烈运动

新妈妈在产后适当运动，对体力恢复和器官复位有很好的促进作用，但一定要根据自身状况适量运动。有的新妈妈为了尽快减肥瘦身，就加大运动量，这么做是不合适的。大运动量或较剧烈的运动方式会影响尚未康复的身体，尤其对于剖宫产的新妈妈，激烈运动还会影响剖宫产刀口的愈合。再则，剧烈运动会使人体血液循环加速，使身体疲劳，反而不利于新妈妈的身体恢复。

产后第 5 周 身体已经基本恢复了

经过 1 个月的休养，新妈妈的身体基本已经恢复了，可以在照顾好自己和宝宝的同时做点自己喜欢的事情，多给生活加点乐趣，添点儿色彩。

营养：不要大补了

本周，新妈妈的身体基本已经恢复，进补可以适量减少了，不用大补特补，但也不用急于瘦身而过度节食，要做到营养均衡。

饮食宜重质不重量

对于摄入热量或营养所需量不甚了解的新妈妈，一定要遵循控制食量、提高品质的原则，尽量做到不偏食、不挑食。为了达到产后恢复、瘦身的目的，应按需进补，积极运动。

宜控制脂肪摄取

怀孕期间，新妈妈为了准备生产及哺乳而储存了不少的脂肪，再经过产后 4 周的滋补，又给身体增加了不少负荷，此时若吃过多含油脂的食物，乳汁会变得浓稠，乳腺也容易阻塞，对于产后的瘦身也非常不利。

浓汤厚补已经不适宜了

本周新妈妈已经不适合浓汤厚补了，可以在一日三餐中加些清淡、营养丰富的汤和粥，搭配时令蔬菜一起食用，可防止上火、润便通肠，也可喝一些新鲜果汁，新鲜果汁和清淡汤粥既富含维生素，又富含矿物质，可以促进产后新妈妈身体的恢复。

适量吃坚果

坚果的营养价值高，例如花生中富含维生素 E，核桃中富含铁、镁等矿物质，榛子中含有磷、钙、锰元素。新妈妈适量食用坚果可以帮助自身恢复，也可以将坚果中富含的营养素通过母乳传递给宝宝。但坚果的油脂含量相对较高，要适量吃，多吃容易消化不良。

> **可以加些养颜食物**
>
> 新妈妈在分娩后体内的雌性激素又恢复到先前的水平，所以很容易使妊娠纹更加明显，皮肤变得粗糙、松弛，甚至产生细纹。本周新妈妈可适时增加一些养颜食材，为健康和美丽加分。
>
> 各类新鲜水果、蔬菜含有丰富的维生素 C，具有消褪色素的作用，如柠檬、猕猴桃、西红柿、土豆、圆白菜、冬瓜、丝瓜、黄豆等。
>
> 牛奶有改善皮肤细胞活性，延缓皮肤衰老，增强皮肤张力，刺激皮肤新陈代谢，保持皮肤润泽细嫩的作用。

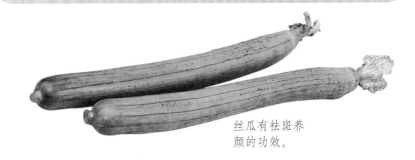

丝瓜有祛斑养颜的功效。

生活：产后生活不单调

整日闷在家里，并不是坐月子的好方法。适当娱乐一下，每天给自己一个休息、放松的时间，会使身心受益。

新妈妈无聊时这样做

坐月子期间要哺喂宝宝，学习照顾宝宝，大部分新妈妈都会觉得累，有睡不够的感觉，但也有部分新妈妈因为亲人照顾得比较细致，加上性格活泼、外向，可能会有无聊的感觉。这时不妨将月子里的时间分成小段。跟随着宝宝的吃奶、睡眠规律，在这之间找点自己喜欢的事情，比如看 20 分钟书，下床溜达 15 分钟，做些力所能及的家务活儿，然后打开手机与朋友聊 10 分钟的天，回到床上小睡一会儿，醒来后可以吃点水果，看看小宝宝，听听喜欢的音乐，和妈妈、婆婆聊聊自己和老公小时候的事儿等，灵活安排自己的时间。

每天睡个"美容觉"

每天睡个"美容觉"，这可是又经济、又天然的美容方法，也是新妈妈辛苦了一天之后给自己的放松时刻。以下几条可以帮助新妈妈达到美容的效果：

1. 不要睡得太晚：新妈妈最好在 22 点前入睡，最晚 23 点，因为晚上 22 点至凌晨 2 点，是皮肤新陈代谢最好的时候。

2. 睡前要清洁皮肤：尤其是油性肌肤的新妈妈，油脂容易堵塞毛孔，如果睡前不把灰尘、油脂洗掉，会使皮肤越来越差。

3. 睡前宜轻轻按摩面部：睡前从脸的中心到四周逐渐按摩，以加速面部的血液循环，从而促进新陈代谢，保持皮肤干净白皙。

新妈妈可以玩电脑，但每次不宜超过 30 分钟。

手机、电脑适度玩

年轻的新妈妈平时都是手机、电脑一族，离不开手机、电脑，在坐月子期间也会忍不住想要玩。但是为了健康，保护眼睛，产后新妈妈们最好少看电脑、手机。如果新妈妈真的非常想看手机、电脑，可以将一天时间分成小段，在其间穿插着玩手机和电脑，但注意每次看手机、电脑时间都不宜超过 30 分钟。

宝宝：给宝宝做做抚触按摩

妈妈用温暖的双手充满爱意地抚触宝宝的每一寸肌肤，宝宝真的好舒服呢！

什么是抚触

抚触是新妈妈对宝宝的皮肤和身体各个部位进行有次序、有技巧的抚摩，让大量温和的良好刺激通过皮肤的感受传导至中枢神经系统，产生生理效应。

抚触的7大功效

1. 促进母子之间的感情交流，促进乳汁分泌。

2. 可以刺激新生宝宝的淋巴系统，增强抵抗力。

3. 改善呼吸、循环功能，缓解肠胀气和便秘。

4. 增加新生宝宝睡眠时间，并改善睡眠质量。

5. 帮助平复新生宝宝暴躁的情绪，减轻紧张和焦虑，缓解疼痛，减少哭闹。

6. 刺激消化功能和吸收能力，增加体重。

7. 有利于宝宝生长发育，促进行为发育和协调能力。

具体的抚触按摩手法

按摩抚触可分为头部、胸腹部、四肢、背部和臀部5个方面的运动。

1. 胸膛和躯干按摩：双手自上而下反复轻抚宝宝的身体。然后两手分别从胸部的外下侧，向对侧肩部按摩，可使宝宝呼吸循环更顺畅。

2. 臀部及背部按摩：宝宝呈俯卧位，双手四指并拢，与拇指配合，先揉按宝宝的臀部。然后向上，捏按宝宝背部，由下向上，再从上往下，反复5次左右。

3. 上肢按摩：宝宝仰卧躺在松软的床上或垫子上，新妈妈正对着宝宝。两手分别握住宝宝的小手，抬起宝宝的胳膊在胸前打开再合拢。这能使宝宝放松背部，锻炼肺部功能。

4. 下肢按摩：上下移动宝宝的双腿，模拟走路的样子。这个动作可使左右脑都得到刺激。宝宝如果不配合，可以用小玩具或者其他宝宝感兴趣的东西逗引，然后再同时向上推宝宝的小腿。

5. 脚部按摩：抬起宝宝的一只脚，弹食指，使宝宝的脚部感受弹击力，然后用大拇指按摩宝宝的脚底。

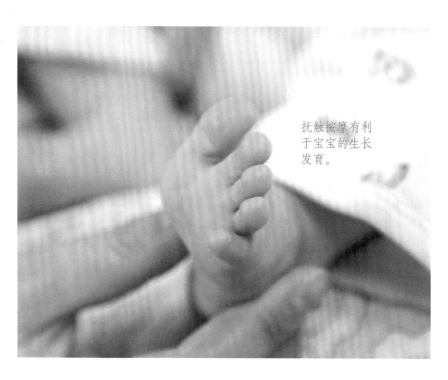

抚触按摩有利于宝宝的生长发育。

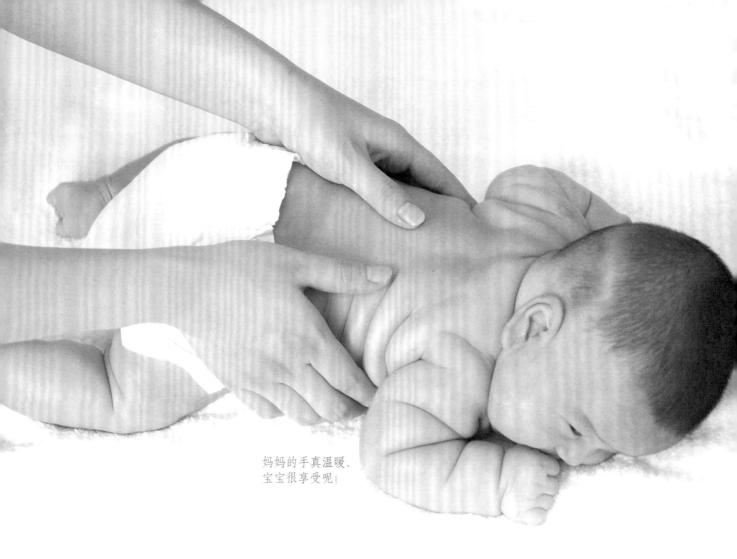

妈妈的手真温暖，
宝宝很享受呢!

抚触时间要适宜

　　最好在温暖舒适的环境中，选择在半空腹、沐浴后进行按摩。父母实施按摩时不可戴首饰，充分洗手后用婴儿润肤油或爽身粉搓于手掌上搓匀，然后边和宝宝说话或放些轻柔的音乐边做抚触。每天 2 次，从每次 5 分钟，渐增至每次 15 分钟。

专家说：睡得好才能精神好

坐月子不能被失眠困扰，一旦有睡不好的征兆，要积极改善。因为产后睡得好，新妈妈气色红润、身体好，照顾起宝宝来才会顺心、顺手。

产后失眠的原因及表现

有些新妈妈会遭遇失眠的困扰，导致失眠的原因很多，精神紧张、兴奋、抑郁、恐惧、焦虑、烦闷等精神因素常可引起失眠。除此之外，环境改变、晚餐过饱、噪声、光等也是导致失眠的重要原因。

失眠表现为以下几种类型：

1. 起始失眠，即入睡困难，要到后半夜才能睡着，多是由紧张、焦虑、恐惧等精神因素引起。

2. 间断失眠，即睡不踏实，容易被响声或梦境惊醒。常做噩梦及消化不良的新妈妈易发生这种情况。

3. 终点失眠，即入睡并不困难，但睡眠持续时间不长，后半夜醒后即不能再入睡。患有产后抑郁症的新妈妈常会出现这类失眠。

产后失眠自我疗法

要养成睡前不胡思乱想的习惯：睡觉之前，不要胡思乱想，听一些曲调轻柔、节奏舒缓的音乐。

睡前不进食：睡前两小时内不能进食，否则会影响消化系统的正常运作，同时少喝含有咖啡因的饮料，如咖啡、汽水等，忌吃辛辣或口味过重的食物。

喝牛奶助眠：睡觉前喝杯牛奶，可帮助睡眠，另外，菊花茶和蜂蜜水也可以，这些有镇静的作用。

调整好心情：调理好自己的心情最为重要，心情调理好了，失眠的症状也会自然消失。

白天少睡一些：如果是因为白天小睡时间过长或过晚，降低了夜晚想睡的需求，则应避免过长的午睡或傍晚的小睡。

每晚用热水洗脚

每晚舒舒服服地用热水泡泡脚，会疏散新妈妈一天的疲惫，有利于提高睡眠质量。对坐月子的新妈妈来说，热水洗脚既保健又解乏。在经历了分娩以后，新妈妈气血亏虚，容易疲乏，此时每天用热水泡泡脚，对恢复体力、促进血液循环、解除肌肉和神经疲劳大有好处。在洗脚的同时，不断地按摩足趾和足心，效果会更好。再次提醒新妈妈，绝不能用凉水洗脚。

卧室灯光对睡眠很重要

舒适的灯光可以调节新妈妈的情绪，且有利于睡眠。新妈妈可以为自己营造一个温馨、舒适的月子环境，在睡前将卧室中其他的灯都关掉而只保留台灯或壁灯，灯光最好采用暖色调，其中暖黄色的灯光效果会比较好。

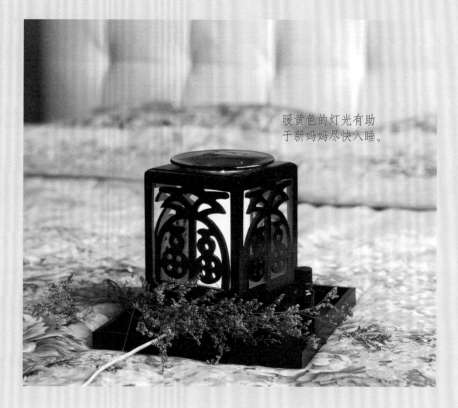

暖黄色的灯光有助于新妈妈尽快入睡。

 只有医生知道

第一次当妈妈，对新生宝宝特别关心，无论什么事情都要自己动手，都要过问，十分劳神，对周围的亲戚朋友或丈夫"不放心"，生怕他们照顾不好。其实，新妈妈完全没有必要万事亲力亲为，哺乳是要由自己来完成的，换尿布，洗澡之类可以交给别人去做。如果新妈妈过度"包办"宝宝的养护工作，总在考虑是否有照顾不周到的地方，容易造成心情不能平静，休息不好，睡眠质量也可能因此受到影响。

另外，新妈妈夜间睡眠不足是常有的，面对宝宝饿了、便便了，新妈妈总要起来进行照顾，很难睡一整夜觉。为了补充夜间睡眠不足，新妈妈必须学会小憩一会儿的办法。除中午的午睡外，上、下午只要喂完奶就抽空卧床闭目养神，能睡一会儿就更好了。

产后第 6 周 可以控制体重了

马上就要出月子了，新妈妈可能感觉到身体已经恢复得像孕前一样健康了，开始有意识地减肥了，但是新妈妈现在还不能剧烈运动，也不宜过度控制饮食，所以通过科学饮食、适度运动做好体重管理尤为重要。

营养：从吃开始为苗条奋斗

新妈妈在这周不需继续大量进补了，可以开始为恢复身材做准备了，此时的新妈妈更要注意营养的均衡摄入，做到科学、健康瘦身。

可以开始瘦身了

月子即将结束，新妈妈的身体也复原得差不多了，吃得多，动得少，很多新妈妈都觉得自己胖了不少。因此从现在开始，就要慢慢调整自己的饮食到正常，力求清淡、少盐、少食多餐，让自己的体形慢慢恢复到以前的曼妙。

不过不能过度劳累或强制减肥。产后瘦身也需要吃一些水果，如香蕉、苹果、橙子。水果含有丰富的维生素和矿物质，几乎不含脂肪，可以减少节食的饥饿感。新妈妈还可以吃些利尿、消肿、排毒的食物，如冬瓜、豆腐、西红柿等。

增加膳食纤维的摄入量

膳食纤维具有纤体排毒的功效，因此新妈妈在平日三餐中应多摄取芹菜、南瓜、红薯与芋头这些富含膳食纤维的蔬菜，可以促进胃肠蠕动，减少脂肪堆积。

摄取促进脂肪和糖分代谢的 B 族维生素

维生素 B_1 可以将体内多余的糖分转换为能量，维生素 B_2 可以促进脂肪的新陈代谢。一旦 B 族维生素摄取不足，不仅会导致腿胖，还会因容易疲倦而引起腰酸背痛。

富含维生素 B_1 的食物：瘦肉、猪肝、黑糯米、花生、全麦面包等。

富含维生素 B_2 的食物：瘦肉、动物肝脏、鳗鱼、蘑菇、蚌蛤、茄子、木耳、茼蒿、紫菜等。

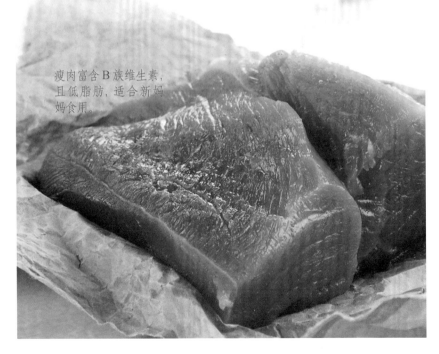

瘦肉富含 B 族维生素，且低脂肪，适合新妈妈食用。

产后瘦身宜多吃的4种食物

1. 苹果：苹果营养丰富，热量不高，而且是碱性食品，可增强体力和抗病能力。苹果果胶属于可溶性膳食纤维，不但能加快胆固醇代谢，有效降低胆固醇水平，更可加快脂肪代谢。所以，产后妈妈瘦身应多吃苹果。

2. 菠萝：菠萝果实营养丰富，含有人体必需的维生素C、胡萝卜素以及易为人体吸收的钙、铁、镁等矿物质。菠萝果汁、果皮及茎所含有的蛋白酶，能帮助蛋白质的消化，能分解鱼、肉，因此喜好肉食或经常消化不良的女性，都可以通过饭后吃菠萝来保持身材的苗条。

3. 竹荪：竹荪所含糖类以半乳糖、葡萄糖、甘露糖和木糖等为主，且竹荪能降低体内胆固醇，减少腹壁脂肪的堆积。新妈妈吃了既能补充营养，又没有脂肪堆积的困扰。

4. 魔芋：魔芋是一种低脂肪、低糖、低热量、无胆固醇的优质膳食纤维。食用魔芋后有饱腹感，可减少新妈妈摄入食物的数量和能量，消耗多余脂肪。

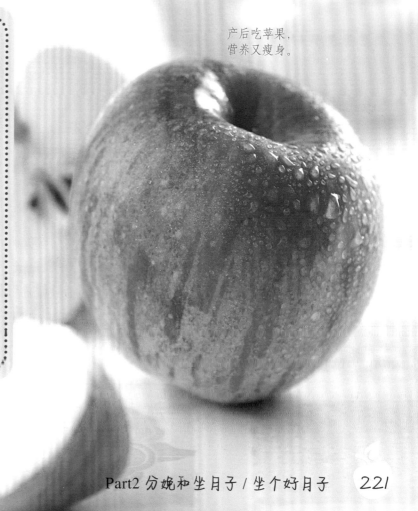

产后吃苹果，营养又瘦身。

盲目节食不可取

产后42天内，不能盲目节食减肥。因为身体还未完全恢复到孕前的程度，加之还担负哺育任务，此时正是需要补充营养的时候。产后强制节食，不仅会导致新妈妈身体恢复慢，严重的还有可能引发产后各种并发症。

减肥药更不能盲目吃

跟开展任何一项瘦身活动一样，在开始有规律的体育运动之前，需要得到医生的认可。产后减肥需要考虑到膳食等多方面因素，不能盲目吃减肥药瘦身，应该科学健康地瘦身。

生活：保护好妈妈的私密部位

女性阴部是一个极需保护的私密地带，日常生活中注意一些保健方法，可以防患于未然，让你开开心心做妈妈。

保持外阴的清洁

平时注意清洁外阴，可维护生殖道的健康。新妈妈们在清洁外阴时应注意以下事项：

1. 坚持每天晚上清洗外阴，清洗的顺序是先洗外阴再洗肛门。清洗用具要专人专用，使用后应晒干或在通风处晾干。

2. 大便后养成用手纸由前向后揩拭干净，并用温水清洗或冲洗肛门的习惯。

3. 勤换洗内裤，产后不宜过早同房。

改善阴道松弛的办法

女性分娩之后，阴道经过扩张而肌肉弹性往往减弱，这时，如果不注意加强骨盆肌肉锻炼，就可能使阴道松弛。自然分娩的新妈妈为了预防阴道松弛，可以从以下几点做起：

1. 练习"猫步"：走路时双脚脚掌呈"1"字形走在一条线上，形成一定幅度的扭胯，对下部起到挤压和按摩作用，十分有益于塑身。

2. 进行"中断排尿"训练：中断排尿训练可以提高阴道周围肌肉的张力，方法是小便时进行排尿中断锻炼，排尿一半时忍着不排让尿液中断，稍停后再继续排尿，如此反复。

3. 收肛提气法：此法能很好地锻炼盆腔肌肉，通过加强骨盆肌肉的弹性恢复，可以促进阴道紧实。每天早晚在空气清新的地方，深吸气后闭气，同时如忍大小便状收缩肛门，如此反复60次以上。

4. 卧式锻炼法：臀部放在床沿后仰卧，双腿挺直伸出悬空，不要着地，双手把住床沿，以防下滑，双腿合拢，慢慢向上举起，双膝伸直向上身靠拢，当双腿举至身躯的上方时，双手扶住双腿，使之靠向腹部。双膝保持伸直，然后慢慢放下，双腿恢复原来姿势。如此反复6次，时间控制在10~15分钟为宜，每天1次。

> **积极预防产褥感染**
>
> 产褥感染，是由于病菌侵入生殖器官局部或全身引起的，这是一种比较严重的疾病，一定要积极预防。
>
> 产褥感染后通常会感觉到下腹疼痛，白带增多，且多为脓性、有臭味，同时体温升高，可达38℃以上，如果不及时治疗，炎症可继续扩散，侵入子宫肌层或子宫周围组织，新妈妈会感到下腹剧痛，全身不适，体温可升高到40℃，甚至引起弥漫性腹膜炎、败血症、毒血症等。为防止产褥感染，坐月子期间要注意饮食营养，增强抵抗力。

宝宝：宝宝的皮肤要护好

新生儿粉嫩、细滑的皮肤非常惹人怜爱，妈妈在怜爱之余也要注意对宝宝皮肤的护理。因为宝宝皮肤的角质层薄，皮下毛细血管丰富，要注意避免磕碰和擦伤。

轻柔对待宝宝娇嫩的皮肤

由于宝宝皮肤尚未发育成熟，所以显得特别娇气敏感，易受刺激及感染，在护理宝宝皮肤的时候，应选用符合国家标准规定的婴儿专用产品，既能全面保护宝宝皮肤，又不含刺激宝宝皮肤的成分。此外，夏季或肥胖儿容易发生皮肤糜烂，给宝宝清洁时动作轻柔，不要用毛巾来回擦洗。

皮肤褶皱部位怎么处理

宝宝皮肤褶皱的地方往往是新妈妈最容易忽略的地方，而且宝宝的褶皱处很容易出汗、滋生细菌，导致各种皮肤问题。在平日护理的时候新妈妈应该多加留心，保证宝宝的肌肤洁净，身体能够健康成长。

在洗澡时，新妈妈将皮肤褶缝扒升，清洗干净，特别是对肥胖、皮肤褶缝深的宝宝，更应注意。洗完澡后要用柔软的干毛巾将水分吸干，保持褶皱部位的干燥，新妈妈也可以给宝宝扑些婴儿专用的爽身粉，需注意的是，爽身粉不宜扑得过多，否则易遇湿结块，而且扑粉过多容易导致宝宝误吸入体内，有损健康。

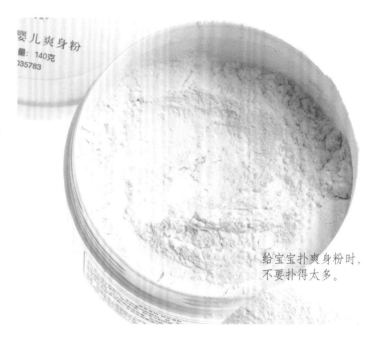

给宝宝扑爽身粉时，不要扑得太多。

做好防护，预防"红屁股"

新生儿屁股皮肤娇嫩，皱褶多，往往易出现"红屁股"，医学上称为尿布疹。多发生在与尿布接触的部位，如小屁股和会阴，主要表现是大片红斑、水肿，表面光滑、发亮，边界清楚。严重的会发生脓包、溃疡、发热等。其预防措施是：

1. 勤换尿布或纸尿裤。适当减少用尿布和纸尿裤的时间，让宝宝的小屁屁多透气通风。

2. 每次大小便后及时清洁皮肤，并用清水冲洗干净。

3. 可以经常给宝宝涂些护臀霜，也可用香油代替护臀霜。

专家说：做好产后体重管理

产后做好体重管理，循序渐进地减重，等到可以抱着宝宝出去玩的时候，你就又成了美丽苗条的辣妈了。

产后不宜立即减肥

很多新妈妈在分娩前就开始考虑产后身体恢复问题，待分娩后恨不得立即采取措施，让身材恢复到怀孕前状态。其实，产后妈妈身体虚弱，需要调养，不宜立即进行减肥计划，避免给新妈妈的身体造成伤害。产后节食易造成胃下垂，而产后长时间运动可能会造成分娩时的伤口再次开裂，延缓子宫和松弛肌肉的恢复。所以，产后妈妈最佳减肥时间是产后 6 个月后。产后 6 个月，新妈妈体内的激素水平会渐渐恢复到孕前状态，新陈代谢速率也会恢复正常，身体以及因分娩而受损的器官已恢复，身体渐渐进入最佳状态。此时实施减肥计划更容易成功，也更加健康。

合理控制体重

有些新妈妈不注意饮食，盲目进补，再加上不爱运动，体重反而比怀孕的时候重。这样既对自身健康不利，又影响了美丽。其实，新妈妈适量补充营养就好，不要暴饮暴食，特殊补品宜少不宜多。另外，新妈妈还要注意多活动活动，这是合理控制体重的有效方式，不仅有利于促进血液循环，加速恶露排出，也有利于各器官功能的恢复，还为新妈妈体形恢复奠定了良好的基础。此外，坚持母乳喂养，本身就会消耗大量的能量，有利于新妈妈控制体重。但母乳喂养的妈妈在饮食上应选择营养丰富且脂肪含量低的食物，做到均衡营养，这对控制体重很有帮助。

不能单靠哺乳来减肥

母乳喂养宝宝，有利于新妈妈体重的控制，所以有些哺乳妈妈便不会把控制体重放在心上。但哺乳期间，由于宝宝需要的营养量大，进而造成新妈妈吃得多，如果源源不断地进食多于身体需求的高热量食品，不但不能达到瘦身的目的，反而会使脂肪更多地堆积。因此，母乳喂养的妈妈也要控制饮食，不能只靠母乳喂养来减肥。

不宜在贫血时减肥

新妈妈在分娩时都会或多或少出血，如果补血不及时、不合理，就会造成贫血，使产后恢复缓慢，在贫血问题还没有得到解决时，新妈妈不适宜瘦身，因为此时瘦身很大程度上会加重新妈妈的贫血情况，所以一定要养好身体之后再着手恢复身材，这样才能更健康、更美丽。

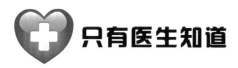 **只有医生知道**

新妈妈曾在孕期、坐月子期间，为了保证自己及宝宝的营养，会进行食补，因此很容易引发"产后肥胖症"。新妈妈可以在产后 6 周开始采取饮食调养的方式来科学、健康瘦身，如多吃蔬菜、水果，少吃脂肪含量高的食物。

魔芋菠菜汤

原料：菠菜 100 克，魔芋 60 克，姜丝、盐各适量。

做法：①菠菜择洗干净，切段；魔芋洗净，切成条，用水煮 2 分钟去味。②将魔芋条、菠菜段、姜丝放入锅内，加清水大火煮沸，转中火煮至菠菜熟软。③出锅前加盐调味即可。

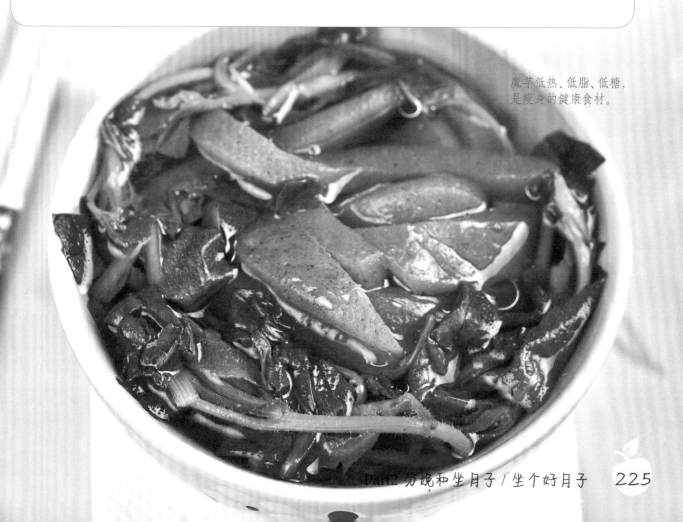

魔芋低热、低脂、低糖，是瘦身的健康食材。

附录 产后瘦身运动

产后瘦身主要是通过运动和适当控制饮食来达到目的，不过产后运动要注意循序渐进，不能操之过急。

产后运动宜做这些

下床走动，并做一些简单、轻松的家务。如果必须自己带宝宝，会消耗很多热量，但注意不要太劳累，以平常走路的速度在室内慢走即可。

可以做柔软体操、伸展运动、局部运动，如头颈部运动、腹式呼吸运动、会阴收缩运动、腿部运动等。

所有运动要配合深呼吸，产后运动的注意事项是排空膀胱；选择在硬板床或榻榻米或地板上做；穿宽松或弹性好的衣裤；禁止饭前或饭后 1 小时内做；注意空气流通；运动后出汗，记得补充水分；缓慢进行以增加耐力；每天早晚各做 15 分钟，至少持续 2 个月；次数由少渐多，勿勉强或过度劳累；若有恶露反复、增多或疼痛增加需暂停，等恢复正常后再开始。

产后 6 周的运动计划

产后第 1 周：此时的运动并不只是为了瘦身，而是使气血畅通。新妈妈可下床活动，轻微活动手腕、手指，促进血液循环。

产后第 2~3 周：开始建立体重管理计划，按摩腹部，顺产的新妈妈可做一些产后恢复操，提高身体基础代谢。

产后第 4 周：顺产的新妈妈可以持续上周的锻炼，并开始恢复骨盆，进行腰部肌肉的训练。

产后第 5~6 周：可适当增加运动量，并重点关注胸部、颈部、盆底、腰肌等部位的锻炼。

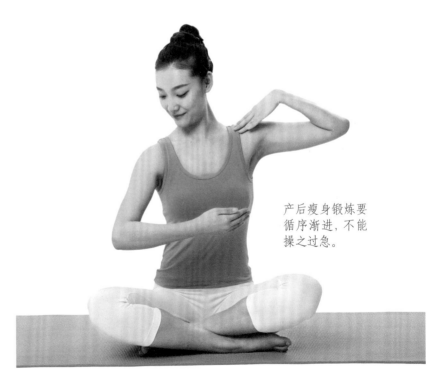

产后瘦身锻炼要循序渐进，不能操之过急。

产后瘦身操：虎式平衡

虎式平衡具有减少腰腹部脂肪，提臀美腿的效果，同时也可以提高身体的控制力和平衡感。

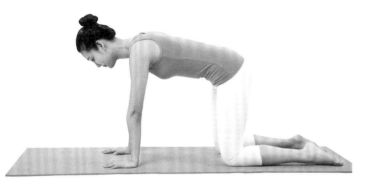

1.两膝跪地与肩同宽，小腿和脚背尽量贴在地面上，大腿与小腿成90°。

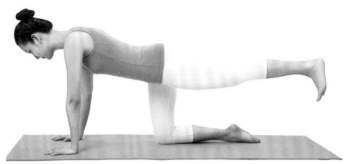

2.俯身向前，手掌着地，十指张开，指尖向前，手臂垂直地面，脊椎与地面平行。将左腿向后伸直，脚跟提起。

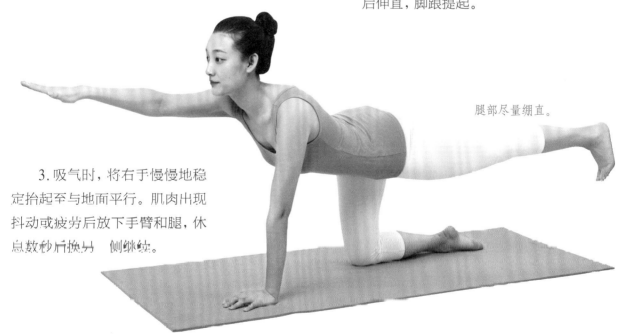

腿部尽量绷直。

3.吸气时，将右手慢慢地稳定抬起至与地面平行。肌肉出现抖动或疲劳后放下手臂和腿，休息数秒后换另一侧继续。

图书在版编目 (CIP) 数据

怀孕坐月子每周一读 / 杨虹主编 . -- 南京：江苏凤凰科学技术
出版社，2018.1
（汉竹·亲亲乐读系列）
ISBN 978-7-5537-8473-1

Ⅰ.①怀… Ⅱ.①杨… Ⅲ.①孕妇－妇幼保健－基本知识②产
妇－妇幼保健－基本知识 Ⅳ.① R715.3

中国版本图书馆 CIP 数据核字 (2017) 第 161825 号

凤凰汉竹

中国健康生活图书实力品牌

怀孕坐月子每周一读

主 编	杨 虹
责 任 编 辑	刘玉锋　张晓凤
特 邀 编 辑	李佳昕　张 瑜　张 欢
责 任 校 对	郝慧华
责 任 监 制	曹叶平　方 晨

出 版 发 行	江苏凤凰科学技术出版社
出版社地址	南京市湖南路 1 号 A 楼，邮编：210009
出版社网址	http://www.pspress.cn
印 刷	北京艺堂印刷有限公司

开 本	715 mm×868 mm　1/12
印 张	19
字 数	100 000
版 次	2018 年 1 月第 1 版
印 次	2018 年 1 月第 1 次印刷

标 准 书 号	ISBN 978-7-5537-8473-1
定 价	49.80 元

图书如有印装质量问题，可向我社出版科调换。